肌力就是你的療癒力

十四堂帶你走出傷痛、修復自我的居家健身課

蘿拉・庫達莉 Laura Khoudari 著
戴榕儀 譯

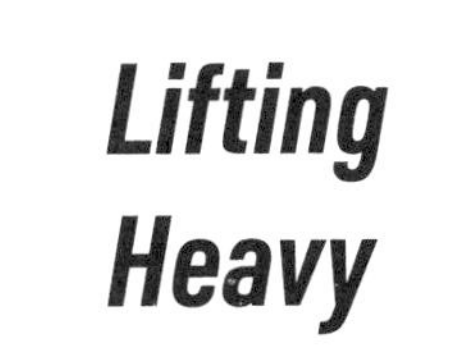

Lifting Heavy Things

Healing Trauma One Rep at a Time

目錄

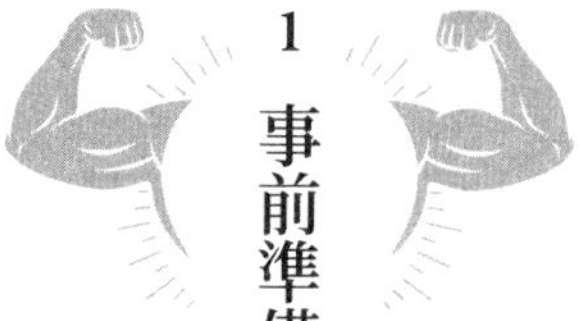

PART 1 事前準備

PART 2 正式啟動

PART 3 收操復原

推薦序／找回身體的安全感

創傷是難以言喻的可怕經歷，會使人難以負荷，身心無法正常運作。你時時刻刻都覺得不安，因為體內留存一股潛在的不安全感，永遠無法放鬆。創傷在情緒和生理層面所殘留的長期影響，會改變你對自己和周遭世界的感知與體會。創傷倖存者總是一觸即發，受到輕微的刺激就會把自己鎖起來；若是察覺到一絲絲的危險跡象，就有「戰或逃」的衝動。這樣的情況變成常態後，你就難以好好理解周遭的世界及自己的人生。

傳統而言，西方人會尋求諮商師的協助，一方面梳理這些令人難以承受的經歷，並尋求解決方法。找到關心你的好諮商師，才能喚醒自我覺察，讓你接受生命中發生的事。你會瞭解到，在面對刺激時自己為什麼會有某些反應。不過光是知道，還不足以改變那些反應，也不足以恢復自信，去尋找和這世界共處的新方法。換句話說，有些背負創傷的人會覺得，光是進行談話治療，並沒有辦法獲得明顯的舒緩。

有些生理狀態會反映思考及情緒，想全面地療傷，就必須好好掌握身體的狀況，和它做朋友，以達成「體現認知」（embodied awareness）的狀態。不過，身心經常在改變、流動，不可能一勞永逸；在日常生活中有意識的練習，才能維持這個狀態。矛盾的是，對於背負創傷的人來說，維持體現認知是極大的挑戰；他們時時刻刻都覺得受到威脅，所以在關注身體的訊號時，會覺得痛苦又難以忍受。以體現認知為治療基礎的諮商師會幫助個案找回體內的安全感，以達成長期的療癒效果。

我是創作歌手、瑜珈老師、按摩治療師，也是諮商師，也投入冥想活動和劇場表演。三十年來，我所累積的經驗，對於這個領域的探索很有幫助。自二〇一二年起，我就一直在創傷工作坊帶學生進行體現認知練習，合作對象就是貝塞爾・范德寇（Bessel van der Kolk），他著有備受敬重的創傷經典《心靈的傷，身體會記住》。我幾年前在這樣的工作坊認識蘿拉・庫達莉，當時我是課程導師，地點在麻州的克里帕魯瑜伽與養身中心（Kripalu Center for Yoga & Health）。來自各行各業的學員都溫柔又充滿善意，而她就像一道閃亮的光，很想瞭解身體在創傷療癒中所扮演的角色。

工作坊結束後，我們在社群網站上有互動，蘿拉的貼文讓我敬佩不已。喜歡舉重的她會分享溫柔又深刻的見解，以尊重的態度鼓勵大家培養內在的力量，並接受自己的身體，安然活在自己體內。

我一直覺得，蘿拉那些啟發人心的貼文如果寫成書，一定會很棒，結果這本書完全超乎了我的期待與想像。在本書中，蘿拉分享了她的技巧，告訴我們如何透過正念運動重新與身體建立連結，並悉心地帶領大家走上勇氣與自我探尋之旅，一步步地教導讀者傾聽自己的聲音、建立自我信任。她的筆調堅定而柔和，就像是一位好友在說話，讓你在健身房或其他運動場所感到放鬆。她慷慨地分享自己找到力量的過程和她用在客戶身上的技巧，包括寫作、身體動作、感知觀察、向內省思等，然後用一貫溫柔、尊重的口吻邀請你，踏上屬於自己的療癒之旅。

這本書就像穩固而值得信賴的夥伴，適合有興趣進行體現療癒的每一個人。希望各位都能從中找到力量、自我同理與接納，以及能陪伴你一輩子的體現認知練習。

——莉西雅・思凱（Licia Sky）

創傷研究基金會（Trauma Research Foundation）共同創辦人

「那件事」：適度保留隱私

我對創傷知情運動（trauma-informed movement）產生興趣，是因為在二〇一四年受過嚴重創傷，並努力從創傷後壓力症候群（PTSD）中復原。總是有人會問我發生了什麼事，但我拒絕透露。很少有人會再追問，而我拒絕後，身體和心情也都會放鬆下來。

有些人是關心，有些人只是好奇。大家都喜歡精彩的故事，而且一定要有爆點才有吸引力。但我認為，好的故事是以角色為重，即使沒發生什麼超刺激又駭人的事，也可以很有趣（希望大家也是這麼想，因為本書中有許多這樣的故事）。

另一方面，大家之所以會分享創傷故事，原因也各不相同。不過，許多人並沒有意識到自己其實沒義務分享。他們以為，如果想要求援或幫助他人，就必須詳細解釋自己走過哪些路，但基於親身經歷，我並不同意這樣的想法。我相信，即使不說出自己的創傷經驗，也可以得到或給予幫助。創傷研究者和治療師都認為，在療傷時，我們都有人陪自己消化經歷、傾吐心事，但你並沒有義務要把這些事告訴每一個人；你不需要證明自己值得幫助，也不欠任何人解釋。如果有人忽視你的界線，一再追問細節，那他們顯然就不是安全的來往對象。基於這樣的想法，我在書中提到自己的創傷經歷時，會用「那件事」來表示。我會帶大家探索「留白」的療癒力，除了用括號，也會溫柔地提醒你慢下步調、暫停一下。

在書中，對於客戶的案例我都有所保留，當中我添加了其他人或虛構的經歷，也絕未透露特定對象的受創細節。

最後想提的是，這本書是在新冠疫情前動筆的。當時我在深思，該如何向讀者說明：每個人都會受到創傷，像是失去所愛的人、發生意外、生病，或是成為暴力、社會不公的受害者。初稿快寫完時，我才發現，這場疫情令所有人傷痕累累；而且許多人從未體驗過如此重大的創傷，而我剛好這在段期間寫了一本關於創傷的書。

創傷會使人感到無力、孤單、害怕，而新冠疫情的確造成這樣的影響。人人都會害怕「失去」，包括喪失穩定的工作和經濟狀況、原本的生活方式，甚至喪失生命。雖然這本書的主題不是針對疫情之下的生活，但我想探討的創傷主軸以及提出的體能訓練方案，都受此時空背景所影響。

我從自身經驗和專業研究中瞭解到，創傷其實是一種未處理的生理反應，起因於難以承受的事件。創傷不是關於經過與細節，而是事件來得太快、太過劇烈，所以神經系統在當下無法反應。創傷形成後，本能的壓力反應沒有終止，所以在威脅消失後，身心仍困在其中。即使已不再面臨威脅，神經系統還是想繼續保護你，導致你的情緒和身體狀態失衡，並和現實世界脫節。身為著重於身體練習的創傷治療師，我親身體認到，不必太講究創傷的點點滴滴，也可以幫助自己與他人。我們應該把重點放在受創後遺留下來的感受、知覺、行為，以及心中的畫面與解釋方向。不管你要處理的是被攻擊、人身意外等外傷，或是童年創傷、世代創傷、社會創傷等複雜的情結，也不管事發的細節如何，我都希望能幫你學習容受創傷帶來的壓力與痛苦。

不論是想求助或幫助他人，療傷空間都不必建立於受創經驗的分享。我希望各位對於自身和環境都能有安全感。這本書就是在強調安全感的價值，也是在呼籲大家要尊重彼此的人性、自主性、尊嚴和隱私。即使我不知道客戶發生過什麼事，也可以提供協助，因為身體就已給了我足夠的資訊，讓我可以引領他們走上療傷之路。你也值得擁有這樣的療傷空間。

前言／不愛運動的健身教練

我總是很感謝客戶選擇我，讓我陪他們走一段。親愛的讀者，我同樣感激你。「感受自主性」是療癒創傷的重要功課之一。拿起這本書，就代表你已經開始練習了。感謝你讓我在療傷的路上為你提供指引。

和客戶合作時，我會先自我介紹，所以在進入正題前，先讓你瞭解我這個教練和這本書的內容。

從長年背痛開始的訓練之路

和一般健身工作者不太一樣，我是快四十歲才成為教練，到槓鈴俱樂部實習。在「那件事」後，我想找一位私人教練，並希望對方會瞭解，創傷會影響人對自我身體和外在世界的感受，但尋尋覓覓就是找不到，所以才會希望自己成為這樣的教練。於是我決定轉職。就我的經驗而言，運動有助療傷，但也可能讓創傷的症狀惡化。後來我才發現，這方面已有研究證實。

在「那件事」之後，我雖然還沒做相關研究，但就想找一個觀念相似的教練，希望對方也懂得活在創傷下的感覺。我每天都在忍耐身體的不適，難以好好運動。我有時是很孤單，但總覺得不可能只有我這樣。我想做肌力訓練，但因為心理的創傷，就是覺得沒有安全感，更談不上療傷。

結果我想的確實沒錯。我開創了創傷知情式的私人教練課程後，全球各地都有人來跟我聯絡，都想嘗試這個方法。四年來，我在一對一教學中獲得了很豐碩的成果，但教課的時間有限，所以寫了這本書，希望能和更多人分享以身體為出發點的創傷療癒法。

我和許多健身工作者還有一點不同——我從來都不是狂熱的健身者。小時候我超討厭體育課，也搞不懂那些熱愛運動的朋友。我從來都不想展現運動神經或身體協調性，所以老師和同學也覺得我在這方面不太行。當時我沒太在意，反正我本來就比較喜歡坐著看書、寫東西、畫畫和聊天（這些喜好都和我後來的叛逆性格很搭），不過我確實有把旁人的看法內化到心中，認為自己就是不會運動、不用上體育課；接著又把這延伸解讀成「我的身體不值得被愛」、「我比不上那些擅長運動的同學」。我對身體的外觀和能力都缺乏自信，久而久之，對體育活動也就越來越沒興趣了。

時間快轉二十年，我竟成了健身教練，還因此獲得母校的校友會表揚。讀大學時，我勉強上了必修的體育課，還覺得這輩子不會再碰了。沒想到時至今日，學校竟然來訪問我，其內容登在兩份刊物上，還放了一張照片：我身穿運動服，舒適地坐在重訓椅上，柔焦的背景裡有一整排啞鈴。從照片中，可以看出我畢業後變了多少：捲髮仍掛在臉旁，但已經不是染成紫色；體態依然鬆軟，看起來很一般，但比二十二歲時強壯許多。不過最重要的改變，是雙眼看不見的：現在的我已瞭解到身體是我自己的，我有權利劃下界線，賦予身體該有的空間。

在我的照片旁，有一段特別從訪談中擷取的引言：我找回了自己的聲音，發現自己想說什麼，也能自在地說出來。其實我這段話在談的，是當年青春期又沒安全感的我，在念大學時找到自信的過程，但同時也道出了我大學畢業後的經歷。成年之後，我以創傷倖存者之姿，透過肌力訓練找回了聲音。在十四年間，原本痛恨運動的我，開始心不甘情不願地動了起來，後來養成習慣，終究從中找到了快樂。我每天都在探索自己的力量，我之所以能寫出這本書，也必須歸功於此。

對我來說，運動的種子在一九九九年就已生根，那年，我的背第一次受傷。當時是大三升大四的暑假，我在學校打工，從椅子上站起來時，背突然一緊，結果就痛得無法走路，暑假剩下的日子都在休養。開學後，身體勉強恢復了一點，至少坐著不會痛到受不了，也才能參加時間比較長的課程。我去看了骨科醫生，他說肌力訓練能緩解疼痛。幸好他沒建議動手術，讓我鬆了一口氣，但對我來說，運動等於懲罰。在我心中，上健身房就像是一個解不開的結，交雜著我兒時體育課的回憶以及低落的自尊：我認為自己太大隻，會被他人排斥。醫生開的復健練習我有照做，但肌力訓練則馬上拋到腦後，也沒多關照自己的身體。

每週三天，我會到附近的一間連鎖健身房報到。物理治療師是個沉默寡言的年輕女子，頭髮剃得很短，身穿Polo衫和卡其褲（不算正式的制服）。我會先踩五分鐘的滑步機，然後再到治療室，讓她花半小時替我按摩背部和周遭的肌肉，鬆開緊繃的軟組織，這樣我才能活動。通常她會用大拇指、關節或手肘找到痛點，按到鬆開為止，接著再從附近的部位找下一個痛點。結束後我得做核心運動，再回滑步機上踩五分鐘，到了下週則要拉長成十分鐘，最終的目標是能踩完半小時。

復健六週後，我帶著輕微的跛腳以及對治療師的暗戀回到校園。我決定每週都要踩滑步機兩到三次。暗戀的心情幾天後就消失，但跛腳持續了好幾年，至於要上健身房的決心則直接蒸發。大學時我很少用滑步機，只有在疼痛難耐的情況下才會去健身房，而且只要一不痛，運動習慣馬上就歸零。

七年後，我來到紐約健身俱樂部（New York Sports Club），準備學習肌力訓練。大學時接受物理治療後，我一舉一動都小心翼翼；我才二十七歲，身體就這裡痛哪裡也痛，而且老是害怕背傷復發。有段時間，我發現瑜珈能減輕疼痛，也開始規律練習，但要連續五天都不痛，還是不太可能。最後我終於認清，應該設法去處理背痛的問題，也承認以前骨科醫生和我媽沒得說錯（她一直叫我去找她的教練上課）。

某天，我來到我媽推薦的健身房，雖然全身上下的每根神經都在抗拒，但我現今充滿療癒力的運動習慣，就是從那天開始。我的第一位教練是艾德．威廉斯。他用真誠溫暖的微笑迎接我，也成了我人生的導師和一輩子的好友。在艾德八年來的指導下，我學會用訓練擺脫疼痛，也開始對身體感到自豪，並在健身房找到樂趣。在跟他上課的最後一年，我帶著好奇心和勇氣，開始練習「奧林匹克舉重」。就像奧運的舉重比賽那樣，選手要把百餘公斤的槓鈴從地面舉到頭上。

又過了幾年，我的訓練愈來愈有深度，充滿了體現、療癒而且喜悅的氛圍。在「那件事」之後，我開始有創傷後壓力症候群，背又二度受傷，什麼事都沒辦法做，更不用提奧林匹克舉重了。為了找回訓練時的安全感，我決定靠運動有意識地和身體培養關係，並且更仔細地傾聽並尊重身體的聲音。我得關注身體何時需要活動，也得留視何時需要休息。不這樣的話，我會一再受傷，最後無法訓練。我改變訓練的方式，一開始是為了治好背傷，後來則是為了保護身體。我並沒有想到，一路訓練以來的心路歷程，竟也扮演關鍵角色，幫助我療癒了情緒和靈性自我，並修補了我和他人的關係。

在各種活動領域都能達成「體現」狀態

靠著自學及實務經驗，我的練習不斷加深，也達成了長期的訓練目標。我積極尋找相關課程，包括心理創傷的生理機轉和治療方法。在研究初期，我就決定要考教練證照，所以這方面的書也讀了很多——現在我的書櫃快要被壓垮了，讀過的主題包括創傷生理學、身體經驗創傷療法（Somatic Experiencing）、正念練習、多層迷走神經理論及其應用、創傷知情瑜珈（Trauma-Sensitive Yoga）和人體運動。這些都是我用在自己和客戶身上的方法，在本書中也會談到。

閱讀和實作的經驗讓我學到，只要仔細關照，就會發現身體就是個資料庫，前提是我們必須處於「體現」（embodied）的狀態。這個詞在身心靈的圈子裡滿天飛，但定義不是很明確。每個人都用身體來展現自己，不過「體現」的意涵不只如此。

進入體現狀態後，我們會開始關注自己的身體（包括外表、體重與狀態），也會有能力即時覺察身體的感覺。體現聽起來很簡單，但其實不容易，尤其是對於活在創傷之下的人。

我一開始是在健身房找到達成體現的方法，然後才應用到日常生活中。我挖掘出自己的能力，也更瞭解自己的界線、需求、喜悅與恐懼。我經常失敗，耗費許多時間和金錢看骨科醫生及物理治療師，還找了能量治療師、做催眠和談話治療、投入正念和瑜珈課程、找舉重教練、參加靜修和工作坊、諮詢風水師，當然還買了上述所有主題的書！

我試過許多治療方法，但不是每一種都有效。

在本書中，我想教大家傾聽自己全身的聲音，這樣你就會知道在運動療癒這條長遠的路上，究竟想要、需要得到什麼，也就能避開不適合你的課程、方法與教練。進入體現狀態後，你比較能判斷什麼方法是真的安全、能幫你療傷，而不會因為別人說有效果就照做。我的經歷是發生在重訓室，但我相信每個人的故事背景都不一樣，或許體現狀態會在皮拉提斯教室、自家客廳、戶外或其他地方等著你。無論能激發你好奇心的運動是哪一種，也無論你在哪裡練習，我在書中分享的方法都能適用。

我的背景

我的個人背景和生命經驗，都形塑了我對工作和寫作的觀點，所以我認為讓讀者先瞭解我是很重要的。我現在所做的事，都是源於自身的經驗，而我的療癒與成長，也受到創傷以外的許多因素影響。其實我天生享有許多特權，我是異性戀白人、經濟狀況也不差，所以從高中到研究所都念私立學校，也有求助的管道與資源。這些特權讓我得以享有充分的醫療資源，並有機會嘗試許多不同的療法。

我是美裔猶太人，有敘利亞血統，所以有些人不把我當成白人。白人優越主義確實有帶給我好處，但也讓我受到種族歧視。我是酷兒，曾遇過異性戀至上主義，但因為嫁給順性別的先生，所以大家常認定我只喜歡男性。一如我的性別認同並不是表面上這麼單純，我在身體上也有某些隱而不見的失能處，更因此遭受到殘障歧視。

我平常穿女生L尺碼的衣服，體型看起來很普通。雖然體態和穿衣尺寸因人而異，但許多人還是會自認不夠精實、細瘦而覺得沒辦法運動。事實上，身體的活動力才是首要考量。我比多數健身工作者都來得大隻，線條也不那麼分明，但我還是從事健身產業。有同事說我看起來「不健康」，不適合做這行，但其實他們只是想說我「胖」。不過我的健康檢查指數都很標準，擁有清楚而健康的人際關係，以及充滿成就感的人生。那些人就是有肥胖恐懼症；因身材而被攻擊、羞辱，是我親身的經驗。

我在健身俱樂部教課，也透過網路指導在家中或社區健身房的客戶。俱樂部的學生在年齡、性別、種族以及性別認同方面比較多元，私人教練課的學生則多半是白人順性別女性，以及三十歲上下的非常規性別人士。

肌力訓練的優點

以運動為基礎的治療法很多，新的方法也不斷出現。有些人覺得運動很輕鬆，身體自然活動就好，但有些人動起來就沒那麼順暢，要刻意練習。有些人筋骨僵硬，有些人則缺乏力氣。但不管怎麼樣，骨骼能活動的方式是有限的。關節具有鉸鏈般的功能，有時也會轉動；肌肉則會收縮、放鬆，不過任何動作都必須要有神經系統的訊號才能啟動。人體能以各種方式活動，要靠運動系統中的各元素通力合作，肌肉、骨骼和神經三者必須互相溝通、協調。

某天我上瑜珈課做戰士三式時，突然很深刻地體認到這點。戰士三的做法是單腳踏地，另一腳向後延伸，上半身前傾，讓身體呈T字形。兩年前，在做了這個動作無數次以後，我突然發現這其實和我在健身房常做的單腳羅馬尼亞硬舉一樣。這兩個動作都是利用單腳訓練髖關節鉸鏈，唯一的差別在於心法不同。一般而言，做瑜珈時要帶著正念在各體式間流動，隨時聚焦於當下，讓呼吸與運動合一。話雖如此，許多人上瑜珈時是把重點放在他人的看法與表現，只關心該怎麼把體式做到最好看，甚至燃起競爭心態。從前的我也是這樣。

另一方面，許多人認為肌力訓練重點就是大肌肉和過人的表現。坦白說，我當初會開始舉槓鈴，還一直持續下去，就是因為有股頑強的渴望，想要雕塑出精實的體態。不過現在，我不再把訓練當成是表現自我、追求數字的活動。我不再為了舉重比賽而訓練，更不會期待練完後有超越自我的成就感。那樣的心態，已經不是我做肌力訓練的目標了。

我之所以練，是為了感覺自己的身體，讓呼吸與每一次的動作合一，並在身體與壺鈴、啞鈴和槓鈴等器材的阻力抗衡時，覺察體內的感受。也就是說，我是用練習瑜珈的方法在進行肌力訓練，而且是為了強化和自己身心的關係，是為了感知舉起重物的能力，也是為了達到體現的狀態。

除了這些超棒的效果外，肌力訓練（包括啞鈴、機械式器材或阻力帶）也能強化心臟、肌肉、骨骼等部位，提升姿勢的穩定性與活動的平衡感，讓你動得更不費力；除了消除慢性疼痛，還能改善心情、促進睡眠品質。身體變得強健後，自信和自我效能（Self-Efficacy）也會提升。以我的學生而言，少數人的目標是成為舉重選手，但多數人只是希望更有力氣，有辦法在買完食物和日用品後自己提回家、和另一半騎腳踏車漫遊，或是培養足夠的信心去參加團體健身課。

就療癒創傷而言，我覺得體現肌力訓練非常有效，能讓人從體內培養安全感，並幫助倖存者瞭解自己的需求，進而在所處環境與關係中有安全感。哈佛醫學院精神病學教授茱蒂絲・赫曼博士（Judith Herman）在影響深遠的作品《創傷與復原：性侵、家暴和政治暴力倖存者的絕望及重生》一書中，提出心靈創傷的復原三階段；第一階段是培養安全感，從體內開始，再向外延伸到周遭環境。她推薦用「困難的運動」（hard exercise）來控管壓力，強化身體的安全感。[1]

赫曼博士並沒有定義「困難的運動」為何，但我認為這指的是能使心跳加快、活化中樞神經系統的運動。每個人有自己習慣的運動方式，而阻力訓練能提升肌力和身體的運作。她也指出，任何一項運動都能讓倖存者學會關照身體、提升自主性。具體來說，失眠是常見的創傷症狀，所以第一階段適合處理睡眠中斷的問題。相關研究也已證實，肌力訓練應該有助於提升睡眠品質。[2]

沒有什麼方法可以一體適用，有時我們會覺得某種運動應該要有效，譬如創傷倖存者會認為瑜珈應該很有療癒力。不過包括我自己在內，許多倖存者實際上都覺得瑜珈太刺激了，即使是創傷知情瑜珈也一樣。具有創傷療癒知識的訓練員、教練和老師都不多，但在大城市找到的機會比較高。但不一定每個人都適合瑜珈，如果它對你無效，偏偏你又相信它是唯一的選擇，那你反而會更加灰心，甚至造成嚴重的反效果。我自己就親身經歷過。

在「那件事」後，先前曾規律練習瑜珈十年的我想重新開始，沒想到卻走進滿是身體與情緒地雷的禁區。相較之下，肌力訓練的刺激頻率低得多，即使我在健身房遭遇挫折，比起在瑜珈墊上，也能更快恢復。肌力訓練能當你的靠山，但也不一定是最適合你的運動。

話雖如此，我深信所有訓練方法都能納入創傷的概念；正在療傷的人如果能取得更多創傷知情運動的資訊，一定能從中獲益。二〇一八年一份關於女性性暴力倖存者的研究指出，多數受訪者都表示，無論是會使心跳加快的高強度運動，還是瑜珈這種低衝擊活動，都會對她們造成一定的刺激，尤其是在復原初期。但另一方面，受訪者都認為運動對療傷過程有幫助。[3]

事實上，在背負創傷的情況下，任何刺激因子都有可能觸動你的情緒，即使你處於為了療傷而營造的環境中。因此，若想透過運動療傷，你必須先問問自己：首先，哪種方法最不會刺激到我?其次，如果被刺激到，該如何快速恢復?這本書會幫助你找出這兩個問題的答案。不管是做肌力訓練或其他運動。

目標讀者

這本書的目標讀者，應該是背負創傷、想透過運動或其他活動來療癒自己。我寫作的語氣，就跟我平常在對客戶說話一樣。諮商師、私人教練和其他健身工作者也能獲益於這本書，從中學到如何用運動來達成治療的效果。

每個人的創傷經驗都不同，也都很獨特，但創傷症狀對身體造成的影響卻都頗為類似。客戶來找我訓練時，常有PTSD、產後焦慮、纖維肌痛、慢性疲勞症候群、憂鬱症或焦慮等症狀，也有人是面臨上癮問題、飲食失調或其他狀況。我在這些領域都不是專家，但肌力訓練確實有助於正在療傷的人，減輕創傷在人生中留下的影響。我在書中提供多項技巧，希望各位讀了以後，都能用來補強自己現有的治療方法。不過，請注意，本書不能取代醫療方面的專業建議、診斷或治療。

我在寫作本書時，有將個人的社會優勢納入考量，盼能藉此提升包容性，以找出我教學方式的盲點。我會持續身體力行，努力鑽研創傷治療，期待為社會帶來改變。我深信，不同的教練適合不同的學生，但我期待這本書能幫到有各種背景和經歷的讀者，讓各位覺得被看見、聽見，而且能從中獲益。

內容簡介

本書分成三大部分：事前準備、正式啟動、收操復原，我平常在替客戶安排課程時，也是分成這三個步驟。

在第一部分，我會說明運動前的準備項目：備妥運動服、裝備與物品（像水瓶、瑜珈墊等等）以及前往某個場所；換句話說，就是讓自己進入要運動的狀態。在這個部分，各位會認識我最喜歡的舉重教練肯尼、大艾德還有小時候霸凌過我的一個孩子。先不論他們對我的影響是正面或負面，這三個人都讓我認知到自己必須做好哪些準備，才能安心地踏入健身房。我會解釋創傷對神經系統以及運動耐力的影響，並提供相關技巧，讓大家改變心態，在準備充足且有安全感的情況下運動。

第二部分的重點是在運動中達到體現狀態。把規律的體現律動（embodied movement）與運動結合，就能往內感受到你的自主性；你也能辨識自己的界線並好好維護。這些重要能力可以讓你培養出安全感，之後才能開始療傷。各位會讀到我幾位客戶的故事，並瞭解身體經驗創傷療法的概念。我會說明，創傷為何會使人無法全然覺察身體當下的狀態，並深入探討體現律動的意義，以及實際上該如何練習。此外，我們也會探索練習帶來的力量與好處，以及它們能擴及到的生活層面。

最後，我們會收操、伸展、喝喝水，請你拍拍自己的背，感謝自己花時間自我關照。這時的你，已經開始往復原邁進了。在第三部分，你會學習與身體連結、傾聽身體的聲音，並在達到體現狀態後，在日常生活中持續復原。以運動而言，結束後就是休息、調養，但療傷、復原的旅途並不是一條路直直走，各階段的劃分也不像運動那麼明確。你在第一、二部分學習與自我連結時，其實就是在為第三部分的功課打下基礎。

我會介紹我的祖母葛洛莉雅，她看起來就像健身教母珍．芳達，除了熱愛健身，還是有運動心理學背景的心理學家；另外我摯愛的伴侶大衛也會出場。我們會從運動的角度探討復原的過程，包括收操的功用；運動會產生壓力，但恢復後，就能強化神經系統的韌性。此後，你應該能找到適合自己、能長期維持的運動（還能帶來快樂）。你也會讓他人參與你的療傷旅程、找到脫困的辦法，並適度分享自己的故事。

每一章最後都有「動起來」的環節，提供互動式練習，包括運動、寫作或是啟動感官。這些實用的學習方式是為了讓你自然培養出適合自己的體現律動。你可以自由安排時間，不過，我建議先完整讀過內容後再開始。我會先簡短說明各項練習的功用，以及準備事項和練習時間，基本上都很容易上手。

各項建議和練習不論對於新手或專家都適用。傾聽身體的聲音，在練習過程中，當你覺得痛、太難、太慢、太快、太刺激、太無聊、覺得無法招架的話，就請全部跳過。千萬不要猶豫，趕快發出求救訊號，跟教練、訓練員、諮商師或課堂上的學員求助。運動前，也務必要諮詢醫護人員，確定你的身體是否適合。

本書所設計的動作，都是我精心安排的，所以我建議各位跟著書中的順序練習。但要如何使用這本書，還是由你自己決定：拿來當啞鈴、門檔或杯墊都可以。書中的各項資訊和練習是循序漸進、互有關聯，所以可以隨時回頭參照。話雖如此，你還是能跳著看以配合自己的療傷階段和體驗。

每個人都是帶著自己的經驗在讀這本書，在療癒之路上的進程也都不同，所以請自行決定閱讀的進度（有些段落跳過也沒關係）。記住，在創傷療癒方面，最瞭解你的專家就是你自己；體驗也是你自己的。我只是個嚮導，選擇走上這條路的是你自己，決定讓我陪你走一段的也是你。

每次要讀這本書之前，都可以花點時間關照自己，去體會你當下的感覺，並注意周遭環境：你看到什麼？又聽到什麼？坐的地方舒不舒服？不妨墊顆枕頭在背後、打開閱讀燈，或乾脆起身換到一個完全不同的空間。多花點時間，設法提升身體的舒適度。

在閱讀過程中，我會不時請各位暫停一下，稍微體察自己的感受，然後做一件自我關懷的小事。帶客戶做完肌力訓練後，我都會請他們這麼做：問問自己當下的狀態如何，去感覺書中的字句是不是有道理、有沒有說進你心坎裡。若你只是含糊地草草讀過。書裡的概念沒在你心中留下痕跡，那請先停一下，伸展身體、倒杯水來喝、看看四周或豎起耳朵聽一聽。問問自己想繼續讀下去嗎？某個段落結束，便梳理一下心情。拿起這本書，就是為了讓自己開心，所以請用最適合自己的速度進行。

帶你與外在世界建立連結，也是這本書的目標。我想用這本書創造出療傷的空間，讓受傷的人感覺到，自己的處境有人看見、有人理解。創傷者是很孤獨的，如果缺乏人際連結，傷口更是難以癒合。在「那件事」後，我身旁有許多親友支持我，但他們無法理解的是，其實我看待這個世界的角度已經變了，偏偏我又無法描述那種感覺，所以只能默默承受，還覺得被嚴重誤解了。

後來我開始研究關於創傷的腦科學，才開始覺得，我那些失控又令人困惑的感知是正常的。這在我心中燃起一絲復原的希望，否則我一直害怕自己無可救藥。這本書讓我有機會發聲，並為你帶來相同的改變。我結合了創傷治療和肌力訓練，所以不僅在實際上「拿起重物」，也是在抬起「心靈的重擔」，讓心不再被壓住。

對我來說，寫作的過程十分療癒，因為我必須不時停下來，回首自己走過療傷之路。我很感激自己所做的一切努力。療傷並不容易，但肯定自己的感覺很棒，所以我也想肯定各位的付出。

我會替每位客戶提供必要的技能，這樣在課程結束後，他們也能前進到下個階段，繼續輕鬆愉快地運動。在本書中，我也會比照辦理。創傷領域的研究正快速成長，我會把自己所學的心得交給你，讓你由此出發，進行更深度的練習，繼續往復原的路前進。

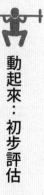

動起來：初步評估

帶客戶運動前，我都會先做初步評估，瞭解他們的目標、確認他們的準備事項，接著才能開始訓練。我會陪他們找出能幫上忙的資源、親友和場所。有了這些資訊後，我會按照每個人的目標、需求和生活方式，爲他們量身打造出訓練課程和復原計劃。

在這項練習中，請各位替自己進行初步評估。清楚瞭解自己必須做好哪些準備、當下擁有哪些資源、目標又是什麼。

器材：

- 筆記本（列清單用）
- 計時器（建議使用）

時長：

・二十到三十分鐘

步驟：

1 寫下訓練的動機

・計時器設三分鐘，寫下你想參加訓練的原因。

・想到什麼就寫下來，不要刻意篩選。

・三分鐘到了以後，圈出三個有機會達成的目標，或是未來三個月可以有明顯進度的三件事。不要想太多，跟著感覺圈就對了。要承認內心真實的動機並不容易，憑著直覺寫下來，才是簡單又實際的方法。

・接著請把這張清單收起來，稍後會用到。

2 寫下訓練時的必要設施

計時五分鐘，想想看訓練前要先準備什麼，譬如——

・**硬體設施：**運動服、器材、活動空間（包括更衣室或淋浴間）、音響設備等能幫你實現目標的物品。

- **軟體設施：**訓練課程、教練或團體。
- **時間安排：**方便上課的時段。
- **多元需求：**性別友善的衛浴設施、無障礙環境（如電梯、斜坡）以及有相關素養的工作人員。

五分鐘到了以後，請重看清單，並圈出必要的項目。

3 準備你需要的物品

現在，請思考你手上有哪些可用的資源，譬如——

- 社區的健身房。
- 阻力帶、啞鈴或其他小型健身用品，甚至是書本、背包和水壺等非正規器材也可以（第四章會說明居家訓練的方式）。
- 耳機或音響設備。

確認你現下能取得的項目，接著，圈出你目前還沒有的項目，包括你想省錢以及還沒去買的東西。無論如何，請制定包含具體步驟的行事曆，並把這些東西備齊。

4 找出你心理上的寄託

現在，請想想自己有哪些資源（支持你的人事物），可以在追尋目標的路上當你的後盾？試想以下問題：

- 你有哪些嗜好？
- 有誰支持你？
- 你有寵物嗎？
- 你有運動習慣嗎？
- 你喜歡跳舞嗎？（在家隨興亂跳也算）
- 你最喜歡哪種音樂？
- 你有在禱告或冥想嗎？
- 你有參加非營利組織或當志工嗎？

- 你有定期找人諮商嗎？
- 你有幸運物或特殊意義的符號嗎？

整理好以上清單後，放在容易找到的地方。這樣往後在練習時，就可以回顧自己的訓練動機、需求，以及擁有的資源。

PART 1

事前準備

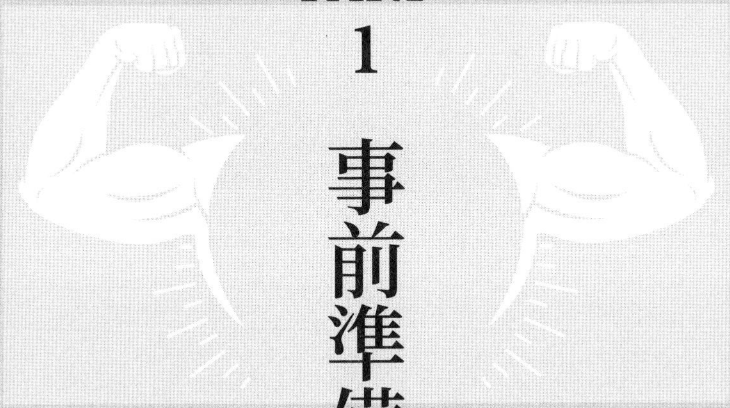

健身前的準備工作愈齊全，效果就愈好。

第一章 運動前的儀式感

「做好準備再開始。」肯尼教練提醒我。他平靜的聲音劃破嘈雜的健身房，除了舞曲、槓鈴砸在訓練台上，還有年輕運動員在大呼小叫。當時是週間傍晚五點，ＪＤＩ槓鈴俱樂部悶熱又擁擠，人非常多。這個健身房小歸小，但分成兩邊，一邊是健力區（powerlifting，分成深蹲、臥推和硬舉，目標是突破最大重量），另一邊則是我所在的舉重區（weightlifting）。教練同時指導六名學員，我和另外兩個女同學共用一個舉重台。我彎下腰，沾滿白粉的雙手分別握在槓鈴兩頭。我背部用力，讓張力一路往雙臂延伸，身體姿勢微微改變，接著胸口和視線上抬，臀部也稍稍提高，感覺腿後側的肌肉隨著我就預備姿勢而緊繃起來。

我吸氣為這一舉做好準備，也努力不受旁人干擾。我可以感覺到有些人在看我，壓力又更大了一些，畢竟我是健力區的教練。幸好舉重這項運動實在很難，所以大概沒有誰對我抱持太大期待。

我朝地板施力，打算一開始先慢慢來，等到槓鈴超過膝蓋再開始加速，並在舉到最高點時施展爆發力。上舉時槓鈴有點前傾，所以從地板到頭頂上的軌跡並不是一直線，而是弧形。我來到深蹲姿勢，過頂接住槓鈴，然後站直，看似動作很快，但我知道是假象，因為其實我走捷徑，沒有完全延伸臀部就太快使出爆發力，力量也沒完全發揮。槓鈴還舉在空中，我就搖了搖頭，看向肯尼，接著慢慢下放，直到離地只剩幾公分才放手。槓鈴小小地彈了一下，發出一記悶響。我很清楚自己做錯了什麼，肯尼也知道。

他點點頭：「再一次，做好準備再開始。」

肯尼指的準備包括：把重量放在中足，才能站直身體；啟動上背肌肉，才能紮實地舉起槓鈴，而不是用甩的；軀幹維持緊繃，才能保護背部，連結上半身與下肢；此外，還要專注於眼前的練習，就算周遭有無數的刺激源，也不能分心。「好，肯尼，沒問題。」我心想。

我第二舉的表現改善很多，槓鈴的路徑比第一次來得直，我接住後也再次成功站直，但還是沒有完全延伸。延伸不足是我在努力矯正的問題，我的身體會這樣，是為了自我保護；重量輕時還有效，但要過頂舉起大重量時就不管用了。

我很喜歡練習舉重：來到健身房穿上裝備、準備好器材，專注於每一舉的技術與細節，希望能越舉越重。這一切有種儀式感，而且我特別喜歡跟肯尼一起訓練。我在這方面很挑剔，有些槓鈴俱樂部和教練給我的感覺就是不對，但在JDI上肯尼的課讓我覺很有安全感，他的指導風格能引起我的共鳴。如果當天健身房比較安靜，我們就會在我組間休息時聊一下工作、美食或運動。他很和善，但教課時並不是特別活力四射或愛聊天，在那種充滿爆炸式能量的環境裡，他平穩的姿態很令人安心。他從來不會大吼，就算四周嘈雜不已也一樣。他經常說「再一次」，有時也會多補一句「加重量」，這就代表我當天表現不錯。他在健身房時，會確保舉重台上的秩序，讓學生安心練習。

在「那件事」之前，我已經練到很有水準：八十公斤的槓鈴深蹲我可以重複十次，動作越來越穩定，力量也越來越強。但在「那件事」後，我的進度停擺，即使只是中強度訓練也吃不消，更無法忍受大重量壓在身上。「那件事」我還沒消化，對於健身房和自己的身體都沒有安全感。「那件事」並不是在JDI發生，不過在哪也不是重點，因為問題是出在我自己身上。

最初那幾個月，我一走到深蹲架旁，腦海就會閃過事發畫面，但那次創傷其實和健身房無關。運動對身體造成的壓力大到我難以承受。當時我動不動就會崩潰，只要槓鈴壓著背，我就會全身發抖，頓在那兒不知所措。我會試圖抵擋侵入腦海的想法與記憶，但往事在眼前不斷閃現，我根本無處可逃，眼神四處亂飄，只想隨便找個東西盯著。有時我甚至還會覺得，好像有霧從耳道滲入，使我的大腦和雙眼都迷迷茫茫。

「不要！」疲憊又挫折的我會大吼、咕噥或語帶啜泣地低聲呼喊，然後把槓鈴放回架上，有時一組都做不成。「我真的不想連這件事也做不了。」我心裡會這麼想，是因為我對其他事情也喪失了掌控感，無論是打開電視、接女兒放學或進辦公室，都讓我覺得好像走入迷宮，每個轉角可能都潛伏著危險。在我的世界裡，安全感已蕩然無存，我不知道確切原因，只知道跟「那件事」有關。

我不肯放棄肌力訓練，所以把重量減輕，以調整抓舉的技巧，但組間休息時全身上下都在發抖，嚴重到其他教練和運動員都來關心我。「我沒事，只是有點抖，可能是緊張吧。」我總會這麼說，但內心覺得自己很脆弱，又感到害怕，於是又抖得更嚴重了。現在回頭看，才知道是身體在告訴我應該休息，但偏偏我不肯，深怕停了以後，這項運動就會從我生命中消失。我堅信，只要繼續訓練，那種失控的感覺就會消失，但我錯了。

▼ 暫停一下，關注自己現在的狀態，動動身體，小小地動一下也好。

創傷會造成情緒腦過度反應

在舉起重物（不管是創傷或沉重的槓鈴）前，必須做好事前準備。要想藉由舉起重物療傷，必須先概略瞭解創傷對大腦和神經系統的影響。根據個人經驗，若你突然在熟悉的環境或關係中感到不對勁、沒安全感，那就設法找出原因，這樣的話，你就會有力量走上艱難的療癒一途。雖然聽起來很老套，但知識真的就是力量。認清創傷症狀的本質，就能提升療癒的效果。

我在研讀創傷治療時，學到了一些基本的大腦知識，也會分享給學生。人在驚慌失措時，就無法消化資訊或自我療傷，這是因為大腦和體內的狀態改變了。

大腦的運作很複雜，要處理的資訊很多，除了你意識到的想法，也包括你看到、聞到、嘗到、感覺到的一切，還有身體移動的過程。大腦控制體內相互連結的系統，以及身體對周遭環境的反應，你對自身經驗、過去和現在的想法，也都是來自大腦。

大腦可以分為數個不同區塊，不過以本書的目的而言，我們只要著重說明腦幹、邊緣系統和新皮質這三個部位就可以了。

腦幹控制進食、睡覺、消化和喚醒等生理功能，也會和邊緣系統及大腦中管理高階程序的某些部位合作，在面對威脅時做出回應：戰、逃或僵在原地。如果沒有腦幹，人活不了多久。腦幹會記得「爐子很燙」，所以當你的手靠近火時，神經訊號就會繞過較大、處理速度較慢的大腦區塊，並在千分之一秒內產生反應。如此一來，人才有辦法反射性地閃避危險，在幾秒後才意識到自己做了什麼。另一方面，邊緣系統則是掌管人對情緒的體會與反應，會影響你和他人的互動與關係，並產生關於事件、事實和感覺的記憶。創傷之所以會留下，是因為它所引發的邊緣反應被打斷，所以在療傷練習中，我們會花許多時間探討這個系統。

接著是新皮質。這部位與創傷有關的只有前額葉皮質，它是大腦的理性中樞，掌管高階功能，負責處理抽象的想法與概念（如時間）、建立心智連結，並讓你能體認、瞭解自己和他人的想法(這就是同理心的來源)。你的道德感、洞察力和直覺都是源自於此,人之所以能靠理性克服恐懼,也得歸功於這個區域。

前額葉皮質必須活化,人才能理解自己過往的經驗。在你不知所措時,這個理性區塊並沒有在作用,反倒是掌管情緒、求生意志頑強的邊緣系統十分清醒。邊緣系統通常與戰或逃反應有關,並不控制思考,所以一旦它掌握主控權,就會使人無法依據周遭資訊建立新的神經連結,並且被情緒淹沒,只能靠記憶來理解眼前的事、做出結論並據此行動。

舉例來說,假設你工作壓力大又不順利、回家時大塞車、進門時小孩剛好在鬧,這時,如果家人說了一句不中聽的話,你可能會失控,並於事後才發覺自己反應過度了。對親友發飆的是邊緣系統,而後則是前額葉皮質開始作用,讓你覺得:「啊,這樣實在不對,我不是故意要把一整天的怨氣發洩在他們身上。」

前額葉皮質必須活化,才能達到體現的狀態,並在體察到身體知覺的當下,瞭解那些感覺的意義。如果你的身心系統長期都在應付未消化的創傷與其造成的壓力,邊緣系統就很容易啟動,使你感到不知所措。

預備動作能維持神經系統的平衡

無論是透過運動或其他方式處理創傷，都要設法平衡前額葉皮質和邊緣系統的擺盪。前額葉皮質斷線的話，神經系統就會超載，導致你當下無法自我保護，也無法應用新學到的技能。肯尼教練提醒我「做好準備再開始」，也就是運用前額葉皮質，三思而後行。如果當時主導我的是邊緣系統，那我就會無法思考，因而在沒注意姿勢的情況下，把沉重的槓鈴舉到頭頂上，受傷的機率便會提高。同樣地，要是說話（譬如在談話治療中）時邊緣系統占了上風，你便會被情緒帶走，無法消化並整理它們。如果是前額葉皮質在控制你對當下事件的反應，你就比較容易保持冷靜、審視思緒，並從中學到新的事物。

心理健康專家認為，人在這樣的狀態下，就是「處於身心容納之窗」（Window of tolerance）內。世界著名的神經精神病學家丹尼爾．席格博士（Dan Siegel）在加州大學洛杉磯分校醫學院擔任精神病學臨床教授，也是第七感研究中心（Mindsight Institute）的總監，上方這個清晰易懂的模型，就是他在一九九九年開發出來的。（席格博士也是很高明的老師，總是有辦法簡要說明複雜的科學概念，讓許多不同的族群都能理解。我很推

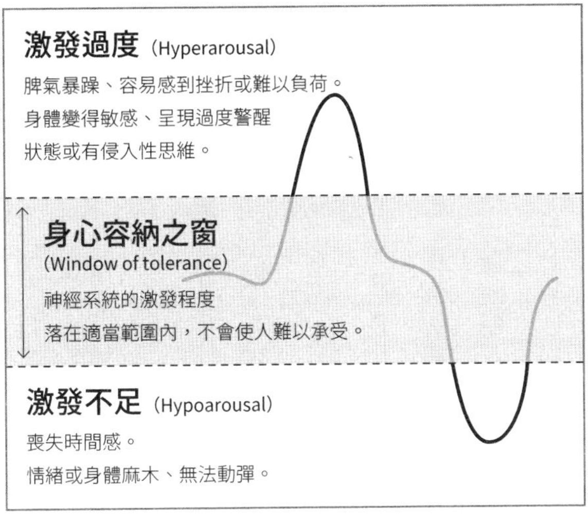
激發過度（Hyperarousal）
脾氣暴躁、容易感到挫折或難以負荷。
身體變得敏感、呈現過度警醒
狀態或有侵入性思維。
身心容納之窗
(Window of tolerance)
神經系統的激發程度
落在適當範圍內，不會使人難以承受。
激發不足（Hypoarousal）
喪失時間感。
情緒或身體麻木、無法動彈。

薦他的作品，例如《覺察》。）

上圖呈現的是神經系統的激發範圍，從激發不足到過度激發，每個人都會歷經到。中段的範圍就是「身心容納之窗」，維持在這個狀態下，就不會感到生活難以負荷。雖然良性（譬如療傷練習和運動）和惡性（跟人吵架或衛生紙大缺貨）的壓力源還是會出現，但我們比較能暫時忍受並冷靜回應。

透過這個模型，我們就可以瞭解到，每個人對壓力的容受度都不同，壓力大到無法負荷時，回應的方式也不一樣。容忍度能提升或降低，就好像窗戶打開的空隙可大可小。接下來在說明壓力源和容受度時，我都會採用身心容納之窗這個模型。

神經系統處於健康狀態時，對壓力就會有高高低低的反應。即使沒運動、沒跟人吵架、度過平安又無聊的一天，吃飯、遇到朋友、看新聞等等生活瑣事還是會給人帶來刺激。唯有如此，神經系統才能發揮功能，告訴身體各部位如何對周遭環境做出回應。但如果遇到太大而難以承受的刺激，身心就會進入激發過度或激發不足的狀態，這時為你操控方向盤的就不是前額葉皮質區，而是邊緣系統了。

創傷的經歷，譬如被施暴、目睹暴力、遭逢意外或喪失親朋好友，都會令我們跌出身心容納之窗。如果你長年承受很大的壓力，比如受到種族、性別、殘障、身材或年齡歧視，或是人際關係失調、失業、離婚，那你的身心容納之窗會比較窄，光是有人關門、講話太大聲或你不小心跌倒，都會使你崩潰。

過度激發時，你的脾氣會特別暴躁，內心滿是挫折感又難以負荷；身體變得敏感、無法放鬆，也難以擺脫侵入式思維。上健身房時，只要痛苦的回憶重現，我都必須跟這樣的感覺抗衡。幸好肯尼提醒我要「做好準備再開始」，讓我回到當下的身體狀態與環境，在舉重前讓自己進入身心容納之窗。

激發不足和激發過度相反，在這種狀態下，情緒或身體會麻木，活動力下降、覺得難以動彈、容易放空，並喪失時間感。如果你一直躺在沙發上滑手機，看些令人喪氣的消息，看到忘了時間，甚至也忘記要吃飯、洗澡或睡覺，那可能就是進入了激發不足的狀態，還經常會覺得自己什麼事都做不成。

任何人都可能崩潰，但壓力要多大才會撐不住，就取決於各自的容受度。即使處在身心容納之窗的邊緣，也可以練習療傷，並透過肌力訓練（這也是在訓練神經系統）等方法改變身體狀況。處於這個過渡地帶時，就要試著尋找平衡點，在感到不舒服的同時，持續去體察內心所觸發的感受、知覺、記憶與連結。如此一來，就能拓寬身心容納之窗，處理壓力的能力也會增強。

舉例來說，背痛的你去找物理治療師，結果對方叫你抬起某個重物。幸運的話，你可以在不受傷的情況下成功一次。你渴望治好背傷，但這種治療法超出你的身心容納之窗，所以對你的身體和情緒造成更大的負擔。要想治好背痛，較謹慎的辦法是進行和緩的肌力運動，譬如使用阻力較小的彈力帶。這樣的運動有一定的難度，但不會壓垮你的神經系統，而是讓情緒安穩地落在身心容納之窗內。在你做復健運動時，體內的系統都還是能照常運作。

這樣的道理也適用於談話治療。要想和緩地治療創傷，就必須慢下腳步，一次只談一個經歷，然後適時暫停，在可忍受的範圍內消化心得。無論談話對象是諮商師或親朋好友，如果你一再重複某個令你痛苦的故事，被淹沒在過往的情緒中，彷彿被困在那個當下，那代表你已經無法負荷了。你在說那段經歷時，大腦負責製造意義、壓制恐懼的部位已斷線，前額葉皮質無法運作，所以你才會難以消化那件痛苦的事；你反而會重回當時的情境，好像事情又再次發生。

在玩樂中穩定情緒

人在不堪負荷時，會改由邊緣系統掌舵，談到這裡，大家也會好奇：那要怎樣才能讓前額葉皮質恢復運作？幸好席格博士發明了一個巧妙、可以隨身攜帶的「三重腦模型」（triune brain）。透過這個簡單的要訣，我們就能瞭解到，壓力超載時大腦會「迷航」，所以我們要設法把它駛回身心容納之窗。

方法如下。伸出一隻手，掌心朝臉握拳，拇指在下，四隻手指包覆在上。想像手腕是腦幹，捏在拳頭裡的拇指是邊緣系統，彎曲的四指則是前額葉皮質——這就是三重腦的樣子。前額葉皮質斷線時，其實就像四隻手指翻開，改由邊緣系統掌舵；你的人身安全並沒有受到威脅，但神經系統卻跑出身心容納之窗。

其實要把船翻回來並不難，透過身體活動，就可以喚醒前額葉皮質，重新回到窗內。我最常用的技巧很簡單。我會請客戶雙手來回傳球，每次換手時，球都必須越過身體中線。在過程中，他們得專注於手上的動作，因此能啟動新皮質的左右兩側，並讓雙邊交互作用。如何進行這項運動，我會在文末的「動起來」練習詳細說明。

另一項練習則是在玩樂中找平衡。「玩」這個字是重點，畢竟神經系統已經不堪負荷了，不能再承受更多壓力。只要輕鬆隨興地玩，就能發揮放鬆的效果，把理性分析和創意思維的腦部整合到不同的身體系統。我有一條攜帶式平衡木，是我很喜歡的運動用品，也是個超大型的玩具。這條長約三公尺的紫色泡棉折疊後，可以放入我的綠色大托特包。它只有五公分高，走起來有點難度，但不會帶來壓力。無論是要前進或後退，都必須先停下來專注思考，這時就是把前額葉皮質「喚」回來的機會。

每個人的運動表現和喜歡的運動都不同，所以在玩樂中找平衡的方法也不一樣。不過對大多數人來說，要搖搖晃晃地走完平衡木並不容易，所以我才喜歡這項練習。不過你也可以嘗試比較正規的方法，像是瑜珈樹式變化（單腳站立），或用手邊的東西隨興發揮，譬如頭頂著書走路。玩得開心就有效果。

在心中想著支持你的人事物，也能幫你重回身心容納之窗。活動身體後，請回想你在前言的「動起來」中所列出的資源，這樣身心會比較舒緩。

現在我在練習舉重時，還是會覺得神經系統在承受巨大的負擔，有時也會被推到身心容納之窗的邊緣。但我不會擔心自己練得太超過而迷航，因為我知道怎麼喚醒前額葉皮質。我已沒有在上肯尼教練的課，但還是能隨時回想起他教我的一切，提醒自己「做好準備再開始」。

動起來：雙手來回傳球

要是在運動或做別的事情時，恐慌症突然發作或痛苦回憶重現，那該怎麼辦？針對這種情況，最好準備一個簡單小物，無論人在哪裡，都能隨時使用。這是我的招牌祕技。只要大小跟網球差不多，而且不會碎裂的東西都行。

這項練習可以在你迷航時派上用場，即使你沒有落出身心容納之窗，只要感受到壓力，就可以把球拿出來玩。我在健身房遇到困難的訓練動作時，就會在組間做這個練習。

器材：

- 網球或棒球。

時長：

- 一到兩分鐘。

步驟：

1. 站著，坐在椅子或地板上都可以，並感受下盤的穩定性。把球握在手裡，單純觀察自己當下的狀態、思緒、感受和知覺，不要有過多的動作。
2. 雙手來回傳球，最好將球傳過身體中線，但只是換手拿球也可以，難度要剛好讓你可以專注於當下。不要難到會掉球，以免產生挫敗感。

3．一分鐘後暫停一下，再次觀察自己的狀態，注意是否有產生任何變化。你的呼吸、姿勢和身體的緊繃感有改變嗎？你現在情緒如何？有覺得變平穩嗎？思緒是快是慢？去感覺一下這個簡單的小動作帶來了什麼樣的改變。

4．如果你最近身心壓力很大，可以跳過前言的自我評估，以免用腦過度。直接開始練習傳球，一分鐘後停下來觀察自己的狀況有沒有改變。

第二章 體型不等於運動能力

「排好隊，要下課了！」體育老師吹哨後大喊。五年級的我們在老師身旁圍成一個圈。他長什麼樣子，我已經記不清楚了，只記得他跟我多數的體育老師一樣，是個隨身攜帶哨子，很少注意到我的白人。紐約長島甘迺迪初級中學的體育館很大，閃亮光滑的木地板上有許多關於運動的條紋圖樣，但我向來都看不太懂。我看著那些線條，心想班上有些人可能認得這些圖案。我不喜歡抬頭看同學。

這時，站在圓圈另一側的艾瑞克大喊：「欸，蘿拉，你快唱歌啦！」

我被震出思緒，抬頭看向對面的艾瑞克，心想「他在說什麼啊？我又不會唱歌」。艾瑞克又高又瘦，手腳很長，濃密的金髮讓他看起來比實際上更高。他臉上總掛著淘氣調皮的表情，似乎是覺得捉弄別人很好玩。當下，他就是面露那副表情站在那兒，顯然很期待要說出接下來的台詞。

「人家歌劇結束前都會有個胖胖的女高音出來唱壓軸，我們體育課也要有小胖妹唱一下才能下課啊！」他解釋並發出爆笑。我不記得其他同學有何反應，也不記得老師有沒有說什麼，只記得自己羞恥到不行，從脖子到耳朵都發燙，也開始噁心想吐，巴不得消失。我被淚水浸濕的雙眼又看回地板，眼神沿著條紋不斷游走，但卻沒有任何一條連到我想衝出的那扇體育館大門。

從那時起，我就好像消失一般，當然啦，肉身是還在沒錯，但卻進入了認知崩解的解離狀態（dissociation）。大概就是在那個年紀，我開始想隱形，特別是在體育課或下課的時候。五六年級的一切都很模糊，我僅記得遠遠俯視的畫面或隱約的感覺，但我卻沒忘掉艾瑞克的臉，因為他從三年級時就開始欺負我，當時的記憶歷歷在目。

艾瑞克這種愛欺負同學的傢伙，讓我覺得自己的存在價值不如身材細瘦的人。家人在談論胖瘦時，我都有聽到；這些偏見電視上都有，我青春期時熱愛的時尚雜誌裡也沒少，再說，生活中到處都是低脂餅乾和蛋白粉代餐呢！從我們吃的東西和談論的話題，就能看出美國文化中充滿了肥胖歧視與肥胖恐懼。

肥胖歧視是潛伏、內化於人類心中的系統性思維，會令人以惡劣的態度對待身材圓潤的人，甚至會引發肥胖恐懼。二〇一九年的資料顯示，美國的減肥產業價值七百八十億美元，而且還在穩步成長；但多項研究顯示，長期而言，限制性飲食很少有效，但刻意節食的人卻逐年增加。[1]對於肥胖的歧視和恐懼對社會危害很大，正如其他刻板印象一樣。體型較大的人常被貼上懶惰、不認真的標籤，也常被貶低，好像人生就是沒希望或一事無成。活在這樣的氛圍下，周遭的人都覺得你什麼都做不好，那你還會想去嘗試沒做過的事嗎？還會想走進健身房，或是培養其他健康的習慣嗎？

肥胖歧視也影響了醫療體系。研究人員發現，肥胖病患無法獲得正規而細心的照護，所以治療成效調低。不少醫生有體型偏見，花在這些病患的時間也較少，還會把相關的症狀完全歸咎於肥胖，反而沒去檢查、診治根本的病因。[2]

在這樣的文化環境下，體型較大的人理所當然地覺得，反正自己不夠細瘦，所以不被人重視、不可能成功、更不值得被愛。我也花了很多力氣去擔心別人怎麼看待我的身體。事實上，百分之四十到六十的六到十二歲女孩都會怕自己變得「太胖」。[3]

第一次無情羞辱我身材的人就是艾瑞克，所以到了青春期、甚至年紀增長以後，每次要踏進健身房，我的心理負擔都很大。在我心中，那裡面都是艾瑞克這種人，喜歡嘲笑、捉弄或當眾羞辱人。只要一想到健身房，心情就會低落，感到我不值得獲得愛與關懷，所以就很少去。要是可以，我肯定永遠不會踏入任何一種健身房，但身體替我做了別的安排。

▼ **暫停一下，關照你現在的狀態，給自己一個擁抱。**

體型不是運動的障礙

二十歲時，我的背第一次受傷。當時我在曼荷蓮學院（Mount Holyoke College）的檔案室工讀。已經連續第二個暑假了，能在有空調的校內單位幫忙處理第一手資料，對我這個著迷美國史的書呆子而言，簡直就是夢幻工作，我愛死了。所以我是在搬著名女作家的作品時受傷的嗎？很可惜不是，原因一點都不酷。我在電腦前輸入一些枯燥的資料，從椅子上起身時，感到整個下背一緊，然後就一路往下抽痛到左腿，像是電流般劇烈，身上每道肌肉也都繃了起來。我僵硬地駝背站在原地，驚詫不已。我瞬間發覺，背如果沒辦法動，全身也都動不了。我既尷尬又害怕，心想自己的身體實在太差，光是連站起來都會把背拉傷。

媽帶我回紐約看骨科後，醫生請我去做物理治療；他提醒我，要適度運動，才能治好傷並強健身體。在那之前的十年，我一直都在逃避上健身房和做運動，甚至連自己的身體都不願面對，所以體力很差，虛弱又容易喘。不過醫生沒提到要減肥，所以我才相信，雖然自己體態不佳，也能變得強壯。於是我遵照他的建議，心不甘情不願地動了起來。

那年暑假剩下的日子，我都在做物理治療。接下來幾年，我偶爾會奮發起來，跑去健身房踩滑步機。但自我憎恨在心裡翻騰，我深怕別人會瞧不起我，覺得我身材這麼差，怎麼還有臉進健身房。這種態度對我的背也沒什麼幫助。我老是覺得「我太胖了，不應該去健身房」。這種三天打漁、兩天曬網的運動法，始終沒能讓我完全擺脫背痛。

七年以後我才認識了教練艾德．威廉斯，是他讓我知道，原來運動能治背痛。高大的他並不只幫我甩掉背痛，還運用他的專業能力，再加上體貼、寬容、不批判的態度，給我充足的學習空間，讓我學會健身的技巧。我看到自己身體的奇妙潛能，並療癒節食文化對我造成的痛苦。

那間健身房是專為自由教練開設（每個學員都有自己聘請的教練）。我總覺得，身體不夠健壯、精實的人走進去，一定會很惶恐。有些教練的言行跟艾瑞克沒兩樣。有時我會無意間聽到，這群人用鄙夷的口吻在講學員的壞話，甚至連其他教練也遭殃。他們特別愛對女性的衣著品頭論足：「她以為她身材很好嗎，竟然只穿運動內衣？哼，那是正妹的特權，不是人人都可以穿得欸。」這些教練開口總是髒字連連、語氣充滿惡意，還會互相挖苦對方「胖了」，但其實他們身材都非常精實。

我很緊張，深怕他們會在某個我沒發現的角落攻擊我。因此，以前那種想變成隱形人的感覺又會開始蠢動。健身房的氛圍威脅到我的心理健康，讓我很想再度逃離，偏偏醫生又對我耳提面命，只有運動才能改善健康。

但艾德從來不會因為外表而評判我的價值。有他當指導教練，我才找到了勇氣踏入健身房努力訓練。開始舉重後，我不再胡思亂想、擔心別人怎麼看我，反而能重新感受身體的活動。我們做的多半是基礎訓練，我也漸漸從中找到信心。若在健身房裡聽到令我耿耿於懷的話，我會告訴艾德，而他的確對有些同事很失望，也曾嚴厲地訓過他們。

我很討厭在健身房的表現比別人差，但能夠完成以前辦不到的事，總讓我很快樂，所以也就不那麼在乎了。

多年來，許多自我限制的思維已內化在心中，但大艾德的教學很有彈性，讓我能放下這些包袱。他認為運動的好處非常多，不光是瘦身或變強壯。他和我以前的骨科醫生一樣，從來沒讓我覺得體重是問題，也不因為胖瘦而對任何人有偏見。他並不認為我的體型會影響運動表現，也不覺得我不配占用他的時間或健身房。艾德是真正的身心健康導師，他不被體重歧視蒙蔽；他知道運動對肉眼看不到的內分泌、心血管和神經系統有益。運動能提振心情，促進身體分泌多巴胺和內生性大麻等神經傳導物質，帶來飄飄然的愉悅感受。「設定目標、順利完成」，這過程會讓人充滿力量，除了消除慢性疼痛，還可以從中找到樂趣！我是不喜歡上體育課，但我發現，上健身房其實可以很有趣。

健身界的瘦身迷思

我二〇二〇年五月寫這個章節時，很驚訝地看到一篇探討惡性節食文化的文章，作者竟然是馬特・麥高瑞（Matt McGorry），他演過影集《勁爆女子監獄》和《謀殺入門課》。我在健身房常看到他，他是個線條精實的教練，態度頗為冷淡，不是艾瑞克那種人，但也不是特別友善。但我看完前兩季的《勁爆女子監獄》後，他就沒再出現，而我也沒放在心上。

我在Instagram看到他的專訪影片時，實在非常訝異：他留著鬍子，圓圓胖胖的，看起來很親切。他談到那篇坦承內在脆弱的文章，表情雀躍又略顯焦慮，完全不是健身房裡那個健壯又內斂的教練。他真情流露，談話有些凌亂，但也是個背負著傷的普通人。我很喜歡眼前的這個他，但也很疑惑——麥高瑞什麼時候變成反主流分子了？

在文章中，他說自己小時候胖嘟嘟的、常被嘲弄，長大後則因為好身材而備受稱羨，但其實他常節食挨餓，上健身房還會練到精疲力盡。他跟我去同一間健身房的那個時期，也有遇到一些不愉快的經驗，而且他還是順性別、健壯的白人男性教練。那篇文章呼應了我從小到大應付艾瑞克那種人的經驗，只不過麥高瑞必須面對的，是來自好萊塢的霸凌。

麥高瑞在當教練時，我總怕變成他批評的對象，所以最讓我開心的，其實是他和我有相同的看法。我們都認為，必須消除健身房裡的肥胖歧視，才能讓大家快樂運動、身心健康。他精準地寫道：

「健康」（fitness）這個字許多人常掛在嘴上，但都不是指身體的功能與狀態。我們用這個字來形容人，不是因為看到對方的健康狀態，而是用他的體型來推測這個人的活動能力。健身產業賣的不是健康，而是承諾：教練一定會幫大家打造出符合主流美感的身材。它不該自稱是「健身」產業，應該要叫「瘦身」產業才對。

用正名的方式，指出大家都想追求的目標，這樣我們才能誠實面對問題。我們要的其實是瘦身、有肌肉線條，而不是身心健康，不然的話，為什麼要刻意減肥？反觀那些喜歡直覺飲食、想要自在運動、促進進康的人，卻反而受到了壓迫。[4]

我成為教練後，承襲了艾德的理念：健身房可以是讓人找到喜悅與力量的地方。近年來，健身工作者越來越多元，也有許多人重視「身體自愛」（body positivity）的理念。他們跟我一樣，厭倦了排外的惡性健身文化，決定要衝破健身業的大門，高聲疾呼自己的理念，從產業內帶動改變。他們強調「身體自愛」和「健康不分體型」（health at every size，簡稱HAES），無論你是跨性別、非二元性別或順性別者，無論你是胖是瘦，無論你是白人或有色人種，也無論你身體健全或有障礙，都應被一視同仁地接納。這些教練知道，利用肥胖歧視與恐懼來推銷健身，會造成非常大的傷害。健身房裡有他們和我站在同一陣線，實在讓我充滿希望。

以前我會跟健身俱樂部的經營者指出整個產業的問題，包括節食文化，但對方的回應經常都是：「但客戶還是會買單啊。」而我則會回問：「他們買的是什麼？付出的代價又是什麼？」英國健身教練凱倫．普林（Karen Preene）是我的好友，她也支持HAES，對於健身文化，她總是能說出切中要點的看法。她告訴我：

利用肥胖恐懼來販售健身房會籍，這對社會有害，因為大家會把兩者聯想在一起，把減肥當成運動的唯一價值。有這種想法的人，就很難維持自然而長期的運動習慣。他們只把運動當成滿足需求的手段，所以無法從中得到支持的力量；只要沒達到想要的成果（如減肥），就會放棄運動。更嚴重的是，有些人為了維持減重的成果，用扭曲的方式去運動。節食文化導致大家忽略了運動對健康的整體效益。

令人開心的是，越來越多健身工作者和健身房都敞開大門，歡迎各種體型的人去運動、活動身體。不過，我們還是必須自行處理困難的功課，放下一直背負在身上的負面訊息，才能在運動中找到體現狀態。凱倫說的沒錯，在害怕肥胖的世界裡，許多人會因為沒達成減重目標而放棄運動，但體現律動是一種更全面的方法，重點在於感受自己的身體，無論你的身型是多麼不符合主流美感都不必在意。

討厭自己的身體，就很難體察到身體的感覺，這我小學五年級就知道了。我們必須採取行動，摒除傷害性的自我對話，不再讓那些話語掩蓋自己真實的聲音。小時候的我們，只是單純自在地與身體而合為一，到哪都不會覺得格格不入。但某天要是有人撂下一句「你在這裡不受歡迎」，無論是隱晦、尖銳、直接或委婉地告訴你，你心裡都會開始出現自我批判的聲音。

我心裡的艾瑞克之聲始終在猛烈抨擊我的外表，後來是因為一個孩子的出現，我才消滅了那個聲音。那孩子就是我女兒。我懷上她時就下定決心，我不希望她跟當年的我一樣，因為體型而無法安然、喜悅地跟身體共處。我不要她步上我的後塵，所以我必須先用艾德的寬容態度對待自己，才能成為她的榜樣。

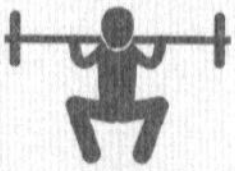

動起來：覺察負面的自我對話

關於身體的負面自我對話，會阻礙療傷的進程。自我同理非常重要，偏偏內在的霸凌之聲從不停歇，所以你難以溫柔地寬待自己。爲了培養自我寬容的習慣，你可以每天練習「不做某件事」，舉例來說，在此我們要練習「不對自己說惡劣的話」。聽起來很奇怪，但我就是這樣慢慢撫平了霸凌造成的傷害，並在心中開拓出愛與自我接納的空間。

器材：

- 一面鏡子，最好是全身鏡。
- 筆記本。

時長：

- 一天五分鐘，至少二十一天。

步驟：

1．早上穿好衣服後，看著鏡子三十秒，看看你對鏡中的自己有什麼想法。在一天展開前，或自我關懷的活動結束後，都能進行這項練習。

2．如果察覺到正面的想法，請大聲地對自己唸出來，並花點時間留意，是否有什麼感覺隨之出現。

3．如果觀察到負面的想法，請坦然承認，但不要重述。

4．記錄練習的歷程，或寫下當中的體悟或觀察，最多只花四分鐘。

5．如果有在諮商，不妨和治療師討論你練習時的感受。

第三章 買個你喜歡的健身包

我跟包包的關係十分複雜，從有記憶以來，我就總是帶著包包。小時候，我幾乎去哪都會背「玩具包」，裡頭通常是放美術用品和我最愛的玩具狗布蘭登（到現在都還塞在我家的美術室）。長大後，我經常帶著健身包和大背包到處跑，也仍會因而感到放心，覺得能把所需的一切都給帶上。

我平常不必帶著一大堆東西到處走，若能不帶手機、鑰匙、錢包出門，還會覺得輕鬆愉快，但這種機會並不多。既然都得帶了，那我當然希望包包好看，而且符合我的需求。

每個人的個性和需求都不同。雖然我只是個執著於包包和實用度的普通人，但我覺得自己有套理論很符合科學精神。每個人選擇的包都會反映人格，裝在裡頭的東西則呈現需求。假設有兩個托特包好了，一個是「巴黎世家」（Balenciaga），另一個寫上聲援弱勢族群的字樣，那兩者透露出的線索就很不同。當然，這兩個包的主人可能是同一個人，但即便如此，也還是有各自的意涵。

我的健身包和裡頭裝的東西，向來都反映我對運動的觀感。我曾以自己的身體為恥，只想從健身房消失，不僅包包的造型毫無個性，裡頭的衣服也很素，讓我覺得不會被別人注意。後來，我把運動視為自己「體能太爛」的懲罰，包包也跟著變重，改放進各種具有壓縮效果的服飾，這樣在運動時，就會覺得肌肉很緊實。不過，在觀念翻轉後，我不再認為運動是義務或責任，反而視之為值得期待、高興的事，所以買了漂亮好看的健身包，更裝入了各種色彩鮮活、能幫助我舉起重物的裝備。

創傷叫做「情緒包袱」是有原因的。（我總是開玩笑說，如果包包象徵情緒包袱，那我的創傷大概就是有搶眼印花的帽盒、化妝箱和復古行李箱。）每個人多少有些情緒包袱，到哪都背在身上。身體就像包包，裝載著屬於你的一切，無論你想不想帶在身邊，都會隨時跟著你行動。現在的我已經把情緒包袱整理得比較輕了，雖然不喜歡背著它，但我已變得夠強壯，能承受那些重量了。

為自己打扮快樂多了

以前用過哪些包包，情緒包袱裡又裝了什麼，有些我已經忘了，不過，一九九二年用的那個咖啡色麂皮後背包我還記得。那年我十四歲，剛進入風氣自由的高級私校菲爾斯頓（Fieldston）中學就讀。那間學校所在的里弗代爾（Riverdale）社區位於布朗克斯，就在曼哈頓北邊，有很多樹和獨棟大洋房，很有郊區的感覺。我很期待去那裡上學，因為校園很漂亮，小山丘上風景很美，還有十九世紀的石造建築。我之前一直都在紐約的郊區念書，學校多半是用五〇年代的油氈建材，所以覺得能換個環境很不錯。此外，菲爾斯頓的美術班很強，學生也走當時流行的九〇年代頹廢搖滾風，很適合我。最後一個原因則是我先查了新同學的名單，覺得自己在這所學校應該可以想穿什麼，就穿什麼。

當時，我喜歡穿寬鬆法蘭絨襯衫、黑色壓紋天鵝絨長裙和高筒馬汀鞋（不會太高，否則早上沒時間綁好鞋帶）。這種風格大家大概不陌生，至少在高中時應該遇過幾個類似打扮的女孩子。這番描述應該已經讓各位心中浮現出「哥德風」或是其他叛逆美學了。

但你可能不知道，有些龐克女其實過著雙重人生（對啦，就是我）。中學七到九年級時，我每星期一到五和隔週的週末，都是跟我父親和他的再婚家庭住在威徹斯特

（Westchester）。在那個位於紐約市北邊的郊區，我總穿得像愛逛街、愛名牌的小公主，希望能融入當地的環境，但根本沒用，還造成了反效果。

也不知道為什麼，一群惡毒的女生盯上了我，就是那群受歡迎的女同學，有些人喊她們「女王蜂」。總之，八年級那一整年，我都在猛烈霸凌下求生存，心中也留下了惡性情結，我至今都還在努力化解。八年級讀完時，我已經產生了制約反應，只要聽到電話響，就會怕是想整我的同學又打來惡作劇。我不僅每天都被公然嘲弄，連人身安全都受到威脅（女生會故意把我擠下樓梯，男生則會作勢要抓我胸部）；那一整年，我也因為不會運動而受盡羞辱。

在威徹斯特時，我每天都為了要穿什麼而焦慮，心裡總會想：「或許大家今天不會注意到我，或許我今天穿這樣，大家不會嘲笑我的身材。」決定要穿什麼上學，讓我壓力山大；光是早上換衣服，就足以把我往身心容納之窗的邊緣推。我在青少年時期對其他壓力的耐受度，也全都因此降低。

▼ **暫停一下，關照你現在的狀態，動動身體，即使只是很小的動作也可以。**

不過，我每兩週都可以去紐約市跟我媽住一個週末，暫時逃離威徹斯特。在那兒，我會穿她的軍靴，配上我自己的寬鬆T恤和深染牛仔褲。在市區的我比較自在，穿起衣服來也比較放鬆，而且不用上學、不必跟同學共處一室、不會被大家嘲笑，只要跟我媽和她的另一半相處就好。在媽媽家起床後著裝打扮，是我很享受的時光。相較之下，我在威徹斯特時無所不用其極地想隱形，所以從來不會穿上有個性的衣服，覺得會招引太多目光。「比起為別人而穿，為自己打扮快樂得多」，雖然我還是個青春期少女，但已經隱約瞭解這個道理了。

那條喚起我創傷的運動褲

到了高中時，紐約市的我已經變成唯一的我了。父親和繼母離婚後，我們離開郊區，搬到曼哈頓中城區，我就是在那時轉學到菲爾斯頓的。我媽說我進高中時風格改變許多，「大家都是這樣」。在我看來，青少年時期就是會有這種狀況，甚至成年後也還是一樣：想要做自己，也想得到接納；在忠於自我的同時，也會變得跟同儕很像。

我很高興菲爾斯頓讓我可以做自己，同時也能融入校園，穿什麼都能自在安穩。在威徹斯特時，我把融入環境視為要務，以為這樣就能熬過一切，安全地把書念完，但其實在家或去上學時，我都感到格格不入。離開後，我才得以拋下盲目從眾的日子，開始用適合我自己的方式，低調地跟隨潮流。

不過，菲爾斯頓有一套規定要穿的運動服，它會讓我整個人看起來繃到不行，即使是過了二十五年，我一想起來還是會皺眉頭。開學第一天，我來到體育館。學校已經在那兒設好攤子，讓大家可以買課本、菲爾斯頓的周邊商品，還有讓我看了心情就很差的體育課制服。我環望四周，看到許多學生邊排隊邊聊天，自己卻只能低下頭，因為不知道要找誰說話而尷尬。我眼神也不斷沿著地板上那些熟悉的線條游移，鼓起勇氣後才敢再次抬頭。

我看著桌上滿滿的學校用品，我先拿起課本，雖然很重，但每次拿起新書，我心中總會升起喜悅與盼望。在這份希望的鼓舞下，我轉向賣體育服的那張桌子，慢慢地移動過去，彷彿是要靠近受傷的野生動物，深怕被牠攻擊。

堆在我眼前的熱褲，比我這輩子看過的都還要短，更過分的是，褲子竟然是亮橘色搭配白色滾邊。我這個人穿橘色就會顯得腫，結果不只短褲，就連旁邊的其他衣物也是橘橙橙的一堆一堆：橘色T恤上有白色的字母和寫名字用的大方框，運動褲也是橘色，大腿處有小小的「菲爾斯頓」字樣，同樣有空位可以寫名字；一直到桌子最尾端，才出現了海軍藍T恤（也有橘色的字）——我從來沒有因為看到藍色而那麼高興。

看著那些史上最短熱褲，我全身漲紅發燙，胃也好沉好重。光是想到要露那麼多腿，羞恥感如湧泉般噴發，在腹口洶湧發泡，幾乎要逼出我滾燙的淚水。各種念頭如雪崩一般地壓在我身上，把搖搖欲墜的我逼到身心容納之窗邊緣，只是當時我並沒有意識到而已。

你不能穿，你太胖了，大家都會討厭你，會惡毒地笑你。這種短褲你不能穿，太小了，你根本穿不進去。你這種胖子不配活著，也不配有朋友，學校沒有任何人會喜歡你。

大腦迅雷不及掩耳地拋出各種自我辱罵；我真的很擅長對自己殘忍。

我原以為可以在新學校找到避風港，逃離霸凌的威脅，結果卻令人失望。當年才十四歲的我並不知道，我心中會有那股謾罵之聲，其實是創傷在作祟：在體育課被艾瑞克霸凌、在其他課堂和校車上被欺負，都在我身上留下了創傷。明明沒有人攻擊我，我就先害怕會成為標靶。其實，大家不喜歡那套八〇年代風格的運動服，都覺得它很過時。我把從前欺負我的人裝進了情緒包袱，到哪兒都背負著他們的奚落嘲弄和自己的殘酷念頭，只是沒有意識到而已。

▼暫停一下，關照你現在的狀態和周遭的一切。

我當機立斷，買了兩條運動褲和兩件海軍藍上衣後，就飛快地逃離了體育館。我不喜歡上課流太多汗，所以其實想要那條短褲，但我沒買，而是把長褲剪到令我自在的長度（創意是我的強項）。此外，要寫名字的空格我也留著沒填，怕寫了會招來太多目光，讓大家注意到我的存在。

我穿著沒寫名字的自製短褲去上體育課，但沒有誰多說什麼，或許是改制服並不違規，也或許是我成功地把存在感變得超低，連老師都沒注意到我。就自認體型過胖的人而言，我實在很擅長隱形。

我用創意解決了問題，體育課沒被同學笑，令我鬆了一口氣，但自製運動服就此成了我憎恨身體的象徵，偏偏我自己就是始作俑者，所以更覺得憤恨不平。我不僅得認份地穿在身上，還必須定期拿回家洗；這簡直就像在傷口上灑鹽。不管制服是乾淨或髒，每次看到它，我都會想起我有多討厭自己的身體。每天我都把它放在書包裡，害我開始討厭我最愛的那個Jansport咖啡色麂皮背包了。

愛上我的舉重鞋

二十多年前、高中時代就認識我的朋友，現在看到我個人網站上的照片，大概會覺得很好笑。照片中，我身穿設計師品牌的運動休閒服，背著健身包、拖著一大堆肌力訓練器材搭地鐵，但回想當年，若把運動相關物品帶在身上，就會讓我陷入羞恥的漩渦，就算塞到背包深處都沒用。反觀現在，我不但可以說出我最喜歡哪家廠牌的緊身褲、運動內衣、健身包、球鞋和裝備，還能自信地穿運動服飾現身。那些照片印證了我多麼喜歡自己的身體（尤其是在健身房的時候），所以我十分引以為榮。

我向來對衣服和鞋子很著迷，現在又愛上訓練，運動時若需要特殊裝備，我就會興奮又期待。練習奧林匹克舉重時，得穿上舉重鞋——鞋跟比較高，能讓人在蹲低準備上舉時確實採穩，舉起重量時也能支撐足部。這是我購入的第一項運動裝備，它讓我開始覺得，即使健身房裡有人注意到我也沒關係。穿上那雙鞋後，我覺得自己看起來很厲害，不像中學時得穿難看又顯胖的運動服。在我心目中，穿舉重鞋的人都是勇敢的強者，能夠高舉至少十五公斤重的鋼鐵槓鈴，而且還不止一次。

最後，是奧林匹克舉重幫助我放下了高中時期的包袱。我不再只想縮小、消失，不再只希望健身房裡沒人認得我。我開始用好看的健身包來獎勵自己；這是我從青春期起，第一次因為運動而喜歡自己的身體。

我並不是什麼超級舉重高手，但確實有感覺到自己變強壯，也學會用新的方式活動身體。做這項運動時，要發揮力量把槓鈴推送到空中，同時也必須確保身體和槓鈴維持在適當的相對位置。因此，我對身體的覺察力逐漸增強。在完成整套動作的過程中，我也必須關注各種感覺。就這樣，我在不知不覺中，打下了體現律動的基礎，中學時期被霸凌的情緒包袱，也就跟著卸下來了。

我下訂舉重鞋時，已經透過深蹲和硬舉訓練肌力一陣子了。我做了些研究，發現

Pendlay有出寬楦頭的舉重鞋Do-Win（對，就連腳板比較寬都讓我覺得羞恥）。鞋子送到以後，我馬上就開箱試穿，鞋體是黑白和紫色，鞋底則是黑色。我穿上後向先生和女兒炫耀，好像腳上穿的是名牌紅底高跟鞋。確認尺寸剛好後，我把鞋子放進健身包——那個包包長什麼樣子我想不起來了，肯定不是特別好看，而是以實用性取勝。對我來說，裡頭裝的東西比包包本身更重要。

我穿著舉重鞋來到健身房，艾德看到後，認為這代表我已做好心理準備，要嘗試奧林匹克舉重了。於是就在那天，我開始練習抓舉，把槓鈴從地上舉到空中，然後以深蹲的姿勢在頭頂上接住。

那雙鞋深得我心，它承載著很大的意義，放進健身包以後，更成了我是舉重運動員的象徵，展現我的力量與強大。

只要是必要的裝備，不用擔心帶太多

不管是面對困難的情緒課題，或是實際舉起重物，有些人承擔的重量較輕，但也有些人和我一樣，必須撐起很沉重的往事或槓鈴。要把哪些東西帶在身邊以滿足你的需求，取決於你所從事的活動、價值觀還有自我認知。但無論如何，每個人都有自己的需求，所以才會需要帶健身包，或把運動器材集中在家裡的某處，如客廳一角的籃子裡或車庫的架子上。

我的需求也改變不少。起初我打包的重點在於不被注意到，感覺雖然差，但那樣我才願意去健身房，慢慢開始練習舉重。對我來說，隱身是一種能力，別忘了，我就是這樣才撐過中學時的體育課，大學時更是如此。不過後來，我找到了支持的力量，也就是艾德，所以就不再把自己藏起來了。

一開始，我不得不去健身房，包包也只是背在身上的物品而已。在我找到熱愛的運動後，健身包不只塞滿沉重的裝備，還有我的喜悅。體內的力量和自信都是我的資源，不僅讓我越來越喜歡健身包，也驅策我持續不懈地上健身房。

隨著需求改變，有時我會覺得自己背了好多東西，但現在我已明白，那種感覺並不代表我需要的「太多」。親愛的讀者，我想提醒你，你的需求絕對不會「太超過」。或許家人或朋友說你太浪費，也或許大眾媒體和社群網站都在宣導節制，但相信我，滿足自己的需求絕不過分。

無論你包包裡背了多少東西、情緒上承載了多少包袱，都不要覺得自己「太超過」，因為你有權利給予自己必要的資源，好好地自我關懷。這樣一來，你才能打穩基礎，開始舉起重物或處理沉重的情緒。知道自己有資源可用，你才會有安全感，也才能做好心理準備，探向身心容納之窗的邊界。

動起來：清空包袱，重新打包

多年來，隨著訓練內容改變，我在運動時所需要的東西也不同了。你過去在背包或心靈裡裝的物品，可能已無法滿足你現在的需求。運動時，請記得爲自己準備符合現下需求的實用裝備，爲自己提供充分支持，這也是一種自我關懷的表現。

在進行初步評估時，你清點過必要的軟硬體設施了，包括運動裝備。有一些東西你可能當初漏掉，或是讀完這本書以後才覺得需要。以下是我認爲很實用的小物，以我的經驗來說，運動時最好能帶在身上，無論在家或外出訓練都一樣：

- **小顆的按摩球。**
- **髮圈。**
- **日誌或筆記本，用來記錄訓練計劃、自我反思或任何心得（包括訓練目標和手上有的資源）。**
- **含有蛋白質和碳水化合物的零嘴。**
- **水壺。**
- **播放音樂的裝置和歌單。**
- **訓練計劃或課表。**
- **相關的其他裝備。**

如果是在家訓練，可以把這些東西集中到籃子裡，放到你運動的地方。有些人會在廚房或浴室運動（對，你沒聽錯），那不妨運用洗手台下的收納空間；也有人是在客廳或臥室裡運動，那麼就把器材放在你喜歡的區域。

如果是外出到健身房或社區運動中心，那建議你準備：

- **多帶一些髮圈（可以借給其他人）。**
- **衛浴用品和換洗衣物。**
- **耳機。**
- **具有象徵意義的圖案或吉祥物（以想起你最愛的人或寵物）。**

出門運動時，好好挑個包包，它會反映出你的人格和出門的目的。不妨先思考一下：你介意隨身背著健身包嗎？還是你會覺得負擔很重？能把它放在車上嗎？還是你平常都走路或搭大眾運輸工具？可以放在車站的置物櫃嗎？

確定該帶多少東西以及活動的路線後，就可以開始選包包了。有些人帶著多功能包就走遍天下，包括去上班和約會。有些人喜歡帶著書店、慈善組織或超市的購物袋。你想要帶後背包、托特包還是旅行用手提包？要有拉鍊嗎？尺寸要多大？造型重不重要？（千萬別不好意思，請尊重自己的喜好，挑一個你覺得背起來酷炫的包。）

恭喜！你已經邁出一大步了！舉重、療傷都是困難但無價的功課，釐清哪些資源能支持你，讓你願意付出努力，才能朝目標邁進一大步。另外，也請記得定期整理包包，確認裡頭的東西是否依然能滿足你的需求。

第四章

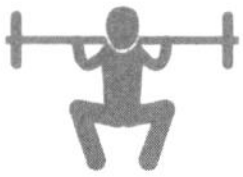

眼觀四面、耳聽八方

這些年來，我做過許多療傷練習，但現在還是有傷痕、也仍會被觸動。二〇二〇年春天，Covid-19的新聞讓我一天崩潰好幾次，感覺就像PTSD剛開始的那些日子一樣，成天被焦慮綁架，胃痛得彷彿被誰揍過，還會全身顫抖。有時，我會閉緊雙眼，希望讓自己消失，但我會提醒自己甩甩頭，晃晃肩膀和身體，在椅子上動一動，來回幾次後，就能把傾覆的船給翻回來，聚焦到思緒上，好好聽我前額葉皮質的理性之聲說話。情緒被觸發時，只有那個理性的聲音能把我照顧好。

「看看四周，現在的你待在這裡很安全啊。」理性之聲會一再向我保證。於是我會睜開雙眼，觀察周遭的一切，也會尋找熟悉的聲音、呼吸空氣的味道，並把手放在肚子上，用觸覺提醒自己關注當下。我在做的，就是為自己定向（orientation）。

定向是人在面臨威脅時的本能反應，但你也可以主動練習，藉此把自己拉回當下，告訴自己你很安全。無論身在哪裡，都可以運用這項技巧。

疫情期間的自我調適

那年春天，我每小時都會練習定向，有時是在焦慮時提醒自己沒事，也有時是為了熟悉新的環境，並找出有益的資源。我在無預警的情況下搬到了南卡羅來納州，臨時的家沒有任何運動器材，我只能到處摸索，在家布置出健身區，在那段難熬的日子裡繼續肌力訓練。

面對快速擴散的疫情，紐約州長安德魯·古莫在三月二十日下令「暫停」所有日常活動。當時，我們已在南卡羅來納州關了四天，我猜想病毒會把全球搞得天翻地覆，所以就簽了租約，繼續待下來。

在與外界斷絕接觸的前兩週，我跟另一半住在海邊的公寓，心中充滿恐懼，相處上也有些摩擦衝突。原本我們離開紐約，打算來此度假五天，但抵達後，就發現可能得待更久。當地度假氣息濃厚，但也因為疫情人心惶惶。我早上起床後，會拿著當天的第一杯咖啡坐在木造陽台上，看著太陽在大西洋上升起，一邊欣賞鵜鶘，一邊整理前一晚睡不安穩的焦躁情緒。鵜鶘體型很大，翅膀展開時充滿張力，還會高速飛行，帶著優雅與力量朝海面俯衝，那樣的美和氣勢讓我看得好震懾。

那些時刻，我總是全然存在於當下：我會聆聽大海的聲音，逐漸融入那沉穩的節奏；也會欣賞鵜鶘，即使心緒緊繃，仍感覺到敬畏與喜悅；最後，我會在心中找到片刻的寧靜。我會悲傷、甚至害怕，但這些都在我可以容受的範圍內，同時，我也會感受到勇氣。

不過在一天當中，我的恐懼會像海浪漲落一樣，隨著每一個確診案例起伏，也會擔心衛生紙和食物不夠。睡覺時，我會在恐懼的陰影下僵硬地躺在床上，聽海浪拍打沙岸的聲音，努力讓自己睡著。雖然睡睡醒醒，但總比完全無法入眠來得好。

每天我都待在公寓裡，承受起伏不定的焦慮，幸好家中的陳設很迷人。那整個空間很有影集《黃金女郎》的感覺，有粉色和米色的房間，裝潢用了許多美耐板和編籐家具，玻璃燈座裡裝滿貝殼，牆上還有陽光照射後褪色的海灘水彩畫。這種風格和我家、我爸媽，甚至祖父母家都差很多，但卻帶來一種熟悉的懷舊感，彷彿喚醒了兒時的我，讓我心中升起度假情懷。我時常陷進公寓裡那太軟、太膨的米色皮沙發，好像躺到誰的大腿上，請他用雙手抱住我。這時，我呼吸的方式也會有所改變，在紐約的時候，我總是呼吸急促。疫情的念頭令我的心思漂離身體，這時我會環顧四周，並提醒自己：我現在就在這裡，現在的我沒問題。

▼ **暫停一下，關照你目前的狀態，並體會地面、椅子或床支撐著你的感覺。**

發揮創意，就能在家中打造運動空間

過了與世隔絕的兩週後，我們搬離海邊的度假區，換到了比較大的地方。租屋前，我只看過網路上的資訊，完全沒跟仲介或屋主碰面，再加上房子是用密碼鎖，所以根本連交接鑰匙都不必。屋裡很乾淨、溫馨，擺設也很有家的感覺。

我第一次走進去，就看到牆上那幅邊長大約五十公分的方形藝術品：杉木板上有南卡羅來納州的輪廓，中間有個淡黃色的心形，下方則是鏤空的「Home」字支架，顏色漆成藍綠；再繼續往旁邊看，還有另一件壁掛式作品，上頭寫著「Welcome to the beach」

（歡迎來海灘）。我定睛細看，覺得房子就是在邀我進去：屋裡有掛鉤和櫃子，讓我回家後可以掛外套和包包，而且是用密碼鎖，讓我可以放鬆心情，不怕忘了帶鑰匙。

屋內沒什麼刮痕，廚房除了鍋子磨損外，也沒什麼用過的痕跡，看得出近期曾重新裝潢，整體上就像IKEA的型錄，中性、明亮，有種平靜的感覺，還有許多凸顯當地特色的擺飾。其中，有一幅生氣蓬勃的畫深得我心，畫裡有十顆高瘦的棕梠樹，後方就是湛藍的海，彷彿是在邀請我去游泳。這幅畫一直陪伴著我，我在南卡羅來納時，都用來當Zoom會議的背景。

接受到新的刺激時，自然會被吸引，或許是一棟房子、一隻動物或一張人臉，總之就是你不熟悉、會轉移你注意力的事物。假設你聽到很大的聲響，或是眼角瞄到什麼抓住了你的目光，這時你會怎麼做？通常你會轉向刺激的來源，並用直覺評估當下狀況。要是情況很突然，你便會非常疑惑，並環望四周，確認自己是否受到威脅。你會參考旁人的反應，尋找更進一步的線索，並依此決定後續步驟。如果沒事，你會按照原本的步調繼續過日子；否則你會予以回應、開始行動。換句話說，觀察四周狀況是保護自身安全的要務。

要想療傷，就必須先對自己的身體和周遭環境感到安心。定向和清點資源一樣，都有助於達成這個目標。定向是人在遇到意外狀況時的本能反應，但我們進入新的空間時，也可以有意識地練習定向、培養安全感；除了尋找可用資源，也可以去熟悉四下的環境。

以我的情況而言，那間屋子是全新的空間，於是我逐一查看各個房間；好看的擺設讓我感到平靜，我還聽見鳥叫和孩子在對街打籃球的聲音。就這樣，我內心安穩下來，放心地待在這個空間。

把行李打開歸位後，就要開始改造這三十五坪的三房空間了。家裡必須要有兩個工作區、一個孩子的閱讀區和三人共用的運動空間。我環顧四周，感覺一下屋內各個角落的氣氛，再決定要用來進行什麼活動。

我替每個人找好最舒適自在、最有利完成日常事項的空間後，再次運用了超乎常人的創意。不過這次，我不是要剪運動短褲，而是要整理出給女兒的書房、我和先生兩人的工作空間，還有一家三口未來兩個半月都能用的運動區域。

我移動家具，把梳妝台收進衣櫃，並將牆邊的小茶几架在汽水罐上充當書桌。（這些汽水我是在當地的Harris Teeter超市買的，就是要拿來墊東西！）這樣一來，我女兒就能在獨立的房間裡遠端上課了。

我搬動多餘的餐桌椅，把咖啡桌和單人沙發放到客廳；屋主附的擺設，我有些拿來充當訓練器材，有些則收起來，好挪出空間放我們的東西。我和大衛分別在客廳和餐廳整理出工作區域，他喜歡穩固的椅子，辦公用品全採人體工學配置，網路快又穩定；而我則喜歡窩在單人沙發上，用牆邊的茶几充當辦公桌。

接下來的任務，就是要生出健身房了。有地方可以做肌力訓練，我才會覺得可以在這個家好好地住下來。全家人都能利用這個空間關照自己的身體，在不出門的情況下維持健康。這個明亮、中性的ＩＫＥＡ空間，就要變成我們的家了。

客廳的空間一次夠一個人運動，我和先生就靠著一張瑜珈墊、兩大壺水、一根掃把、兩箱汽水、幾本書和一個背包，維繫平常的例行訓練。水壺可以單獨當啞鈴或壺鈴，也可以掛到掃把兩端當槓片，我會拿來做划船、擺盪和單手抓舉；裝滿書的背包可以充當壺鈴、沙袋和負重背心，我做平板式時會背在身後，要深蹲時則改背到面前；成箱的汽水就是我的沙袋，也能用於單邊過頭農夫走路；書本則是輕量啞鈴，可以訓練肩部穩定度，還能當小腿上提時的踏板，我在做分腿蹲時，也會找一本薄薄的書墊在腳跟。

花時間定向，稍微認識一下環境，就能打造出居家健身房。有意識地定向，就能穩定身心。人一生總會接觸到新環境，想活好活滿的人更是如此；有些人遇到不熟悉的新環境，就會覺得受到威脅。有意識地為自己定向，就可以掌握必要資訊，善用所處空間，滿足自我需求。這些資訊和運動包裡的東西一樣，是事前準備的要素，無論你想達成什麼目標都一樣。

我幫過許多客戶在家中打造健身空間，有些人是居家照護員，有些人是在創傷後覺得上健身房沒安全感，也有人是無法負擔健身房的會費。透過視訊，我會和客戶一起觀察他們家中的空間，替對方想出最適合他們當下生活的運動方式。廚房流理台、IKEA椅凳和樓梯都可以用來做登階、伏地挺身；家中的擺飾也能拿來舉重；小孩可以當啦啦隊、DJ或健身夥伴喔！

親手寫下自己的課表，就能增加安全感

無論在哪運動，都要熟悉周遭環境，並瞭解訓練內容。若是在家運動，不管住小套

房或獨棟的大房子，都要想想家中的哪個空間最符合你的運動所需，比如要乾淨整潔、有隱私或網路（視訊上課用）。從運動的角度出發，觀察家中的一切，挑好訓練空間後，也請選出一個地方來放器材。如果是共用空間（如社區活動中心），就要先想好器材該如何擺放和收納。

第一次去某間健身房、訓練工作室或運動中心時，先花點時間確定器材、洗手間和置物櫃（請人導覽也可以），在心中記下整個空間的格局。

每日訓練前，先為自己定向，瞭解一下當天的運動內容。如果是去健身房上課，課程內容多半會事先安排。你可以趁上課前，向老師或其他學員詢問課程的進行方式。專業的教練都會制定好計劃，自行訓練的人則可以寫運動日誌，記錄已完成的項目以及未來規劃（用畫的也可以）。若有教練幫你設計課表，也請你寫進去，並在最後留些空間寫心得；掌握進度，在每天的訓練中為自己定向。

我會替客戶制定訓練計劃，但不會替自己設計，而是另請教練替我量身安排。去上團課時，我也會記下當天的課程內容並寫到日誌裡，包括做了幾組、重量多少。親手寫下訓練內容，讓我感到踏實，又能掌握往後課程的活動項目。

一對一上課時，我也會提供課程的資訊。有些客戶喜歡在上課前請我講一下課表，有些人想看紙本好在訓練時參考（或是請我幫忙覆誦）。無論如何，聽覺和視覺等各種感知，都是運動時為自己定向的關鍵。有些人會想事先知道課表，訓練時才有心理準備，知道自己還要撐多久。有些人什麼都不想提前知道，全然信任教練的帶領與照顧。有些人喜歡每次有不同的訓練項目。這些差異都是很正常的。有些學員擔心自己問太多、有些學員擔心自己太被動，我都會順著他們的意。瞭解課表是一種定向方法，以取得安全感，這是人類的本能，一點不奇怪。

有時候，你理性上知道自己並沒有危險，但心理上就是覺得不安全。這時你可以利用定向技巧，評估自己的感覺是否準確。如果你還是沒安全感，就可以離開當下的情境。運用各種知覺，讓大腦知道你人在哪裡、周遭的情況如何、是否安全，讓自己能安然地靜處於當下。

我經常透過定向方法來穩住身心，在健身房或旅行時特別有用。此外，每次在寫作中回顧往事後，我也會定向，把自己拉回當下。為了讓讀者全面地瞭解我的故事，我必須抽離現在的情況，在腦中回放過往的經歷，所以寫完後會有種時空錯置的迷亂感，不處理的話就會開始焦慮。這時，我會蓋上筆電，花些時間仔細地環視工作空間，看看我綠色的筆電保護套、空的咖啡杯，還有和網球一樣大的沉重石榴石（顏色是不透明的暗紅，上頭有黑色紋路）。我會望向右側的窗外，觀察當下的天氣和天色；接著轉到左側的廚房，看看是整齊或凌亂。我會看一下時間，感受自己的呼吸。

諮商時如果聊到痛苦的回憶，我也會利用本章結尾提供的技巧定向；無論你是要從記憶中回到現在，或是緩解對未來的焦慮，都可以善加利用。

活用感官、瞭解當下所處的環境，你就能創造出安全的空間去全面感受新的體驗、處理日常大小事，並面對生命中困難的功課。

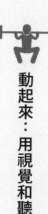

動起來：用視覺和聽覺進行空間定向

無論身在何時何地，你都可以有意識地運用感官來定向，需時不到一分鐘。

許多安定心神的技巧都涉及感官，我教給客戶和自己用的，是以下這兩種方法：

「找出五樣東西」和「聆聽遠近聲響」。有些人比較容易透過視覺把自己穩下來，有些人則偏好用聽的。別忘了，觸覺、味覺和嗅覺也都能幫助你安定身心，只是有時沒那麼方便。

器材：

- 你自己。

時長：

- 一到三分鐘。

步驟之一：找出五樣東西

想要迅速把自己拉回當下，這個技巧特別有效。我去做諮商或在公共場合感到快被情緒淹沒時，就會用這個方法。

- 找出身邊五個藍色的東西，除了前方，身後、左右、空中和地上都看看，邊找邊說出這些東西的名稱。

- 重複上述步驟，但這次改找五個黃色的東西。
- 重複上述步驟，但這次改找五個紅色的東西。
- 如果有需要，就繼續找其他顏色的東西，直到把自己拉回當下爲止。

步驟之二：聆聽遠近聲響

我經常在訓練或療傷練習結束後，利用這項技巧，把注意力從內在世界轉移到外在環境。

- 或坐或站，眼神柔和下垂，不特別看什麼東西，眼睛閉上也可以。聆聽你自己的聲音：你的呼吸、胃的聲響和口水的吞嚥。
- 現在請聆聽四周，或許是樓板嘎吱作響，也或許是旁人在做事的聲音。你和這些聲音有什麼關係？
- 接下來，請聽得更遠——或許是你所在建築外的聲音。這些聲音透露出哪些關於外頭的線索？或許是雨聲或風聲，也或許是市中心的繁忙聲響。

• 做好準備後，請張開雙眼或抬頭，環顧四周的空間。

PART 2

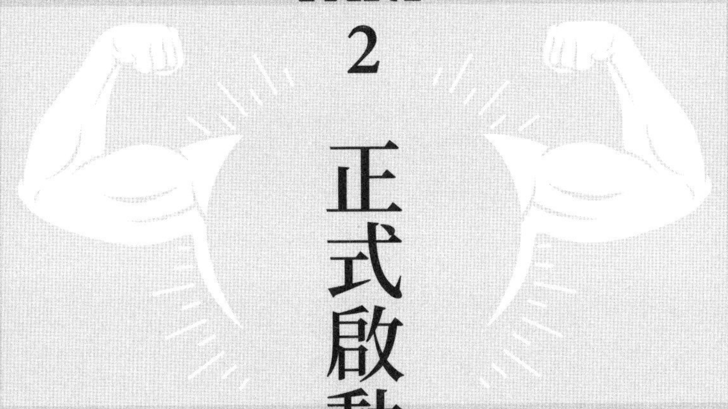

正式啟動

打好安全訓練的基礎後，

就可以信心十足地開始練習舉起重物了。

在過程中，你會有點不舒服、不自在，

神經系統也會受到刺激。

第五章

啟動肌肉，找回身心的連結

成年後，我一直處於身心分離的狀態，在開始練習奧林匹克舉重以前都是這樣（我原本只是把舉重當成肌力訓練）。我對自己的身體沒有安全感。我在兒童和青少年時期遭遇過的霸凌、創傷、憤怒、恐懼和被拒絕等痛苦的感受都一直跟著我，讓我想消失在人群中。

而我的應對方法就是解離（Dissociation）。我想先澄清，解離是一種求生存的機制，不該視之為一種病。但在威脅消除後，身心如果仍無法重新連結，就會產生問題。解離時，當事人會難以充分感受情緒，無論是痛苦或喜悅都一樣；在身體層面，就會產生慢性疼痛。

身心失聯是全身性的狀況，不過健身教練常會發現客戶的解離問題只發生在某個部位，我自己也是。要刻意繃緊左胸和上背的肌肉，對我來說特別困難；每次我想用暖身動作啟動這些部位，回憶就會重現並侵擾我的思緒，令我感到陣陣恐懼，深怕自己會毀滅。這就是問題所在：我必須運用所有肌肉、重建身心連結，但分寸也要拿捏好，才能保護關節，並避免自己不堪負荷。在接觸身體經驗創傷療法後，我瞭解到，要促使身心重新連結，最好在思慮周全的情況下，慢慢活動身體；而這類運動通常不太需要舉起重物。

你不是沒力，而是不知如何啟動肌肉

二〇一八年秋天，一個二十多歲的年輕女孩艾瑪來找我。當時她已透過諮商開啟自我成長的練習，所以想要我幫她穩定身心。艾瑪和我私人課的許多學生一樣，常會鑽牛角尖，所以想透過體能訓練來學習活在當下，與身體自在共處。她想改善姿勢，希望日常生活中能少點疼痛。那時的她不太活動身體，經常這裡疼、那裡痛，所以才會想在健康規劃中加入運動。艾瑪很有幽默感，聰明又反應快，和健身房的人都處得來。她從不缺席，即使有些日子不想來，也還是會打起精神出現。她喜歡肌力訓練，有些項目雖難，卻還是很有趣。漸漸地，她也感到越來越舒暢了。

為她設計課程時，我特別著重於拉力運動，好幫她調整姿勢，緩解疼痛。乍看之下，每個動作她都做得很好，但仔細觀察她的背，才察覺到某些背部肌肉沒有啟動。她上背左側比右側發達，左半邊的動作比較有效率，手臂和背都會出力；但換做是右邊，就完全只靠手臂的力量了。

其他客戶也有這樣的現象：某個部位肌力不足，所以會用其他部位來彌補，於是後者就特別發達。這種令人驚奇的韌性，我們稱為「運動代償」（movement compensation），它讓我們能自由活動，完成各種工作。運動代償久了，身心就會自然產生一種連結，覺得某些動作就是應該那樣執行，於是造成過度代償的惡性循環，引發關節疼痛或其他傷害。

我幫客戶調整肌力不平衡的問題時，暖身會做得比平常更多，好讓心跳加快、身體熱起來。身心連結更緊密後，就能進入體現狀態。我自己也會單獨活動某個部位來啟動較弱的肌肉、刺激神經系統，以感受目標肌群在出力。身體和心智的連結加深，就能改變神經系統，讓平時少用的肌肉醒過來。

我注意到艾瑪的代償習慣後，於是教她一些肌肉啟動法。我請她坐上划船機，雙腳伸直，腳板固定好，雙手也拿好握把，然後按照我的指示感覺兩側的背闊肌。背闊肌的學名是latissimus dorsi，源自骨盆，沿背部一路向上延伸，最後接到肩膀，是倒三角形的大塊肌肉，有很多功能，包括在划船時出力。

「腋下縮緊，想像你要擠柳橙汁。」她身穿挖背坦克背心，所以我可以看到她兩側的背闊肌都有用力。

「好，然後呢？」她問。

「你可以感覺到兩側的背肌啟動嗎？」

「左邊感覺得到，」她回答。

「我可以碰你的背嗎？」我又再問她。

「可以。」於是，我依序碰了她右側和左側的背闊肌，還有她肩膀靠近脖子的地方，以確定沒有用到錯誤的肌群。

「現在有嗎？」

「有感覺到你摸我。」但這並不是肌肉的感覺，只是肌膚表面的觸覺。

「你的肌肉有感覺嗎？」我這麼問。就算沒有完全啟動，我也可以看出她的身體很努力地在喚醒肌肉，因為那個部位已經在顫抖了。艾瑪用力了十五分鐘，肌肉也已開始疲勞。

「沒有。」

後來我們在暖身時，都會進行這項啟動肌肉的等長收縮練習，再加上後續的肌力訓練，她對上背右側的感知能力便逐漸提升了。艾瑪慢慢地與這個部位建立連結後，從中找到力量，穩定了身心狀態，做起事來變輕鬆，頸部疼痛的問題也改善了。

弱部肌肉可能也是心理創傷造成的

肌肉為什麼會罷工呢？身體或情緒創傷都是可能因素。受創後，某些身體部位會停止運作，身體的感受也會變弱。另一方面，有些人會無法清楚地感受到身體（或某部位）完成某個動作，甚至難以收放某塊肌肉。我在許多客戶身上看到這樣的現象，自己在練胸和上背時也有類似的問題。

心理學家暨諮商師莫琳．葛拉格博士（Dr. Maureen Gallagher）在身體經驗創傷療法學院授課，平時也有提供這種治療。上述這種現象，她稱為身心「關聯不足」，就像是身體在抗議：「太多、太快、太急了，眼前的一切讓我無法負荷，我沒辦法處理所有資訊，所以必須捨棄某些感覺。」

她還談到，多數人在說話時會刻意淡化情緒，明明在講一個可怕、令人心碎的故事（譬如母親突然過世），但卻不帶感情，好像在聊買東西。這就是一種解離，將情緒與事件斷開。葛拉格博士表示，不受創傷所帶來的情緒影響，才有助於人類生存，「這樣你就可以繼續過日子、聊天，而不會被那些難以承受的情緒壓垮」。

我只是個健身教練，不一定知道客戶有過哪些創傷。事實上，想要療傷的話，事件經過也不一定那麼重要。我不在書中寫出自己的故事，也是為了說明這個道理；身體或某部位與心智關聯不足，才是重點所在。我請教過葛拉格博士，特定部位會解離，是不是因為它和過去的創傷有關聯。

「對，所以心智與這個部位的連結才會斷裂。」

「是因為我們會和創傷事件切斷關係嗎？」我繼續問。

「也或者是想和痛苦斷開，」她解釋道：「若你出車禍、手受傷，身體會產生天然的止痛物，好讓你度過這段日子。但麻痺的效果有時會持續太久，直到傷好了都還有效，而且感知恢復後，反而會因為天然止痛物減少而覺得痛，於是身體又釋放更多鎮痛劑，形成一個循環。」

身體的代償習慣用修復性運動就能矯正過來，譬如用滾筒放鬆筋膜，或是拉伸過勞的肌肉、喚醒使用不足的肌群；此外，有些全身性運動也能促成各部位協同合作。如果肌肉罷工的原因和創傷有關，則必須循序漸進，給身體時間調適。操之過急，沒能全程聆聽身體的聲音，它反而會不堪負荷，無法達成你長遠的健康目標。最怕的是，你還會把自己推出身心容納之窗。因此，要想對身體創造有益的改變，慢慢來是最好的方法。

▼ **暫停一下，感受自己目前的狀態，不妨動動肩膀、甩甩手，做點舒服的動作。**

談到解離，我不禁想到另一位客戶莎拉。初步評估時，我得知她曾花上許多時間追求身體方面的成長，但後來沒有再繼續。她來找我時，對各種不同的團體課很有興趣，但關節疼痛的問題很嚴重，所以覺得需要一對一協助，才能繼續上團課。有些老師會叫莎拉忽略疼痛、不適的感受，讓她感到很挫折。

開始上課後，我們先練習髖部的穩定度，她下半身的關節問題因此改善許多，但上背和肩膀則很難處理。集中注意力的話，她是可以感受到那部位的肌肉，但同時也會抽筋。許多受過創傷的人一離開解離，就會陷入這種難以控制的狀態。幸運的是，你可以練習啟動肌肉，慢慢地和先前解離的身體部位重新連結，為療傷和肌力訓練打下深厚的基礎。

葛拉格博士把這樣的情況稱為「全無或全有」，也就是和身體部位解離後，無法慢慢地重新啟動它。身體經驗治療師有一套「滴定療法」（titration），按照個案可以容受的程度，一點一滴地幫助他們克服痛苦。在協助不堪負荷的個案時，也會使用一種叫做「擺盪」（pendulation）的技巧，讓他們把注意力從不適的身體部位，轉移到不會引發情緒或感覺良好的部位。我和莎拉還沒能嘗試滴定法，一起訓練的時光就結束了；這項療程需要時間與耐心，得穩步慢慢來。

我開始提供一對一教學前，曾在ＪＤＩ槓鈴俱樂部教基礎肌力，幫助學生做好重訓的準備。我常問學生，在做深蹲、握推和硬舉時，身體是什麼感覺，有些人是回答不出來的。

他們雖然感到困惑，卻不會放在心上，只是自顧自地繼續練。身為教練的我，會持續帶他們做啟動練習，以找回對肌肉的感知，這樣才能安全地練舉重。不過我不會越線，畢竟這邊的學生是來找我學舉重，不是來療傷的（我後來發現，療癒元素已深植於我所有的教學中）。但無論如何，我還是希望他們多少能從運動中得到一些療癒，就像我自己的修復歷程一樣。

身體有抗拒的訊號時，不要忽視它

察覺體內感覺的能力，一般稱為「內感受」（interoception）。要想療傷，最基本的條件就是要具有內感受（或開始培養它）。我們會陸續介紹療傷所需的其他要素，像是界線和主體性等等，各位也會發現，內感受也是構成這些要素的基礎。

有些教練在上課時，若遇到學員做得不順（或許是缺乏內感受，又或許是身體發出疼痛、難過等激烈的抗議訊號），會鼓勵對方硬撐過去。教練或許是好意，但學生無視身體的求救信號，就可能會導致運動傷害；即使學生自願硬撐，也會因此掉出身心容納之窗。此外，如果學生的界線和主體性曾因創傷而被侵犯，那就不該無視身體的反彈；繼續訓練的話，可能會使他再度受創。因此，我們應該正視並瞭解身體的阻力，而不該忽略或加以抑制。

身體產生反彈是有其意義，而且大家不想去探究的部位反倒藏有更多線索。身為身體經驗治療師，我對這些和心智解離的部位很好奇，但只有客戶的身心都做好準備後，我才會和他一起深入探究。如果客戶缺乏內感受，我會先停下來，慢慢幫他們培養出來。透過資源盤點、滴定法和擺盪法，我們幫客戶逐步建構出內感受，然後觸碰解離的部位，在可忍受的前提下，一次處理一點痛苦，不會把他推出身心容納之窗。否則，客戶很容易中斷療傷和體現律動的課程。

適度啟動肌肉，但不要過度刺激它，持續學著找出這個平衡點。有些徵兆很明顯又容易察覺，譬如體溫突然上升或下降、突然變得敏感或是有被困住的感覺。如果身體的某些部位有所抗拒，讓你無法繼續訓練，請不要忽略這些警訊。情況許可的話，短暫地感受身在瀕臨麻木之際是什麼感覺，並觀察它會如何變化：你可能會有情緒或生理反應，或是腦海閃現某個畫面，這是因為身體與心靈建立了有意義的連結。

動起來：喚醒肌肉的四個動作

哪些肌肉容易罷工，你可能不太清楚，所以我們要有意識地喚醒肌肉。此外，我們還要做好訓練前的整體準備，確定目前的訓練菜單是否適合自己的各個肌群。接下來，我會提供四種等長收縮練習，帶領你收緊某些肌肉。我會教你正確的定位姿勢，以及應把注意力放在哪個部位。用心體會這些動作，就有助於建立身心的連結了。

如果有任何動作刺激到你，請馬上停下來，或是用第一章末的來回傳球自我調節一下。

這些動作的目的是啟動肌肉，如果沒用的話，就可以去研究替代方案，不妨諮詢運動矯正專家或物理治療師，找出最適合你的方法。

請大家每個動作至少都試過一次，如果你試圖喚醒某塊肌肉時，身體感覺不到，那也不必驚慌，這只是身體在向你傳遞訊息而已。請把情況記錄下來，並把這項運動納入平常的暖身程序，藉此與斷線的肌肉建立連結。如果你有慢性關節疼痛，啟動關節周遭的肌肉後，運動時的痛感便可能減輕。

針對每項運動，請用訓練日誌追蹤進度，因為進步是慢慢累積的，有時無法像一條大路走到底那樣順利。你可能會覺得自己沒有進步，甚至記不得上次訓練做了什麼。寫日誌能替你解決這些問題，讓你輕鬆回顧自己在每個階段完成了些什麼，又走了多遠。

也請各位寫下自己在練習時的思緒或感覺。這些運動的目的在於開啟你和身體的對話，而寫日誌能讓你對特定部位引發的情緒和感受有所反思。透過這樣的練習，你會知道哪些肌肉需要多鼓勵，才能開始正常運作，讓你動得更有效率、更安全。若你在過程中出現什麼重要的情緒，也可以和諮商師或治療師談談。

器材：

- 計時器。
- 瑜珈墊或能舒服躺著的地方。
- 浴巾或小毛巾。
- 椅子、凳子或檯面（用來做簡易版的伏地挺身）。
- 牆壁。
- 訓練日誌。

時長：

- 十五分鐘，一週兩到三次。

以下動作可當成暖身多重複幾次，也當成獨立的等長訓練。包含休息時間，每做一組大約需要十分鐘。

動作一：分腿蹲等長運動

一次動一邊，讓你有機會和下半身的左右兩側都建立連結。

1. 側身站在牆邊。這項運動會挑戰你的平衡感，而牆壁是很好的支撐，練習時即使站不穩，也不至於跌倒。做動作時一手扶著牆，穩定重心，另一手則放在臀部（如果覺得夠穩就雙手都放）。

2. 雙腳與肩同寬，其中一隻腳往前踏，雙腳取好間距，採前後分腿站姿（多花點時間，根據自己的身體比例找到適合的間距）。前腳的腳跟指向正前方，後腳腳跟踮起，把重心放在腳掌前側。兩隻腳都會輪到，所以從哪邊開始都可以。

3. 前腳膝蓋指向前方，和腳的二趾成一直線，想像你要把軀幹垂直放低。實際下蹲時，髖部朝前，前膝彎曲，逐漸推進到前腳掌上方（同樣和二趾成一直線），後腳膝蓋則應垂直下降，蹲到你覺得有點吃力、但做得到的程度，然後就停在那兒。

4. 關注你的大腿。你應該要感覺到，主要是大腿前側在出力維持這個姿勢。

5. 停在這個姿勢三十秒到一分鐘。如果撐不到三十秒，就視情形站起來，休息過後再盡你所能地蹲到目標時間。

6．起身時，雙腿延展，想著要把自己推離地板，然後把雙腳併攏。

7．從頭開始，踏出另一隻腳。

8．花點時間在日誌中記錄你蹲了多久、感覺如何、有感的又是哪個部位。當然，也可以寫下過程中出現的思緒或心情。

動作二：曲膝橋式等長運動

這項運動能幫助你感知到人體最大、但最沒利用到的肌肉，也就是臀部肌群（或稱臀大肌，翹臀人士的最愛）。從臀部發力，過程中如果覺得是大腿後側在出力，請把腳跟往後踩，離臀部近一點。

1．採仰躺姿勢，膝蓋彎曲、腳掌貼地，雙腳與臀部同寬。

2．繃緊臀部肌肉，就是想排氣但又要忍住的感覺。

3．肌肉維持繃緊，慢慢把骨盆上抬（動作不要太大），然後臀部直線上挺到最高，同時要確認，挺臀的力量來自臀大肌。盡量不要凹背或用背部撐地，也不要靠短暫的爆發力把臀部往上拋，否則主要發力位置會變成別的肌肉。

4．挺到最高點後（臀部已完全延伸，膝蓋和腰部在一直線上），停在那裡，繼續繃緊肌肉，維持三十秒到一分鐘。如果沒辦法撐到三十秒，請視需要放下臀部，休息過後，再盡你所能地撐到目標時間。

5．肌肉用力時，請注意膝蓋。雙膝應該指向天花板，不要外擴或內旋。

6．結束時，讓臀部慢慢穩穩地放下。

7．每週把維持時間延長十五秒，直到能撐九十秒。

8．花點時間在日誌中記錄你維持了這個姿勢多久、感覺如何、有感的又是哪個部位。當然，也可以寫下過程中出現的思緒或心情。

動作三：伏地挺身等長運動

正規的伏地挺身不好做，所以要調整成適合自身能力的版本。初學者可以雙手撐在牆上或廚房流理台。身體越接近水平，難度就越高，覺得手推牆壁太簡單的話，可以改撐在椅面、咖啡桌或其他比較低的東西，最終目標是從地板上直接把身體推起。這項運動能鍛鍊到許多軀幹的肌肉，不過我們主要是想增加胸肌的感受。

如果手腕有狀況，請雙手握拳，用手指關節撐地或其他平面，且手腕不要彎曲。

1．面牆站著，與牆距離一隻手的長度。伸出雙手，手掌放在牆上，雙手的距離略比肩寬；如果是用流理台，請面向台面站著，手掌壓在邊緣；如果是在更低的平面（包括地板）進行，撐住雙手時，雙掌的距離要略比肩寬。接著，在雙臂和雙腿都伸直的情況下踮起雙腳，讓身體呈平板式。

2．彎曲手臂，將手肘稍微外擴，壓低整個身體，臀大肌和腹部出力，讓身體維持一直線。這時，手肘應該要彎曲，上臂和身體之間的角度應在四十五度以內。如果覺得主要是肩膀在出力，請把雙手靠近一些。

3．手肘處呈九十度時，身體應該已放低了一半，在這裡維持十五秒，最多一分鐘。如果撐不到十五秒，請視需要伸直手臂，休息過後，盡你所能地撐到目標時間。

4．注意胸肌的感覺。

5．結束時，請推牆恢復站姿；如果是在較低的平面，則以單腳做支點把自己推起，再慢慢把雙腳或雙膝併攏；在地上練習的話，請直接雙膝跪地，然後起身。

6．花點時間在日誌中記錄你維持了這個姿勢多久、感覺如何、有感的又是哪個部位。當然，也可以寫下過程中出現的思緒或心情。

動作四：臥躺Y字上抬等長運動

最後這項運動也一樣重要，透過下列步驟，就能感覺到上背肌肉。

1．把浴巾或小毛巾捲好後放在墊子前端，額頭墊在毛巾上，臉朝下地趴著，雙手伸到頭頂上，讓身體呈Y字形。記得確認手肘有伸直，而且大拇指朝向天空。

2．繃緊肩胛骨周圍的肌肉，想像你要把肩胛骨稍微向後、向下推，放到後方的口袋裡。這時，你的手臂應該會上抬兩三公分，記得脖子不要用力，肩膀也不要往耳朵擠。

3．手臂繼續伸直，維持十五秒到一分鐘。在繃緊上背肌肉的同時，試著去感受肌肉用力的感覺。

4．慢慢穩穩地把雙手放下。

5．花點時間在日誌中記錄你維持了這個姿勢多久、感覺如何、有感的又是哪個部位。當然，也可以寫下進行這項練習時，心中的其他任何思緒或感覺。

第六章

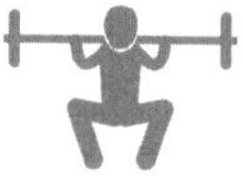

受創者都是時空旅人

創傷會讓我們變成時空旅人，但並不是電影《回到未來》或《阿比和阿弟的冒險》裡那種酷炫又冒險感十足的角色。那種感受黑暗又怪誕，一點都不「神奇」，而且主掌時光機的是創傷，不是自己。我們的時光機不是搭配電動門的酷炫汽車、沒有偽裝成電話亭，而是一種複雜但又平凡的載體：那就是自己的身體。每個人的經歷不同，但創傷總會久留不散，隨時會引爆情緒，透過侵入性記憶，讓熟悉的感覺和經驗重現，把現在的我們送回事件發生當下。從神經系統的角度來看，未處理的創傷並不只存在於過去，無論你記不記得受創的細節都一樣。傷痕會一直跟著你，不會因時間推進而留在過去，反而會像住在你身體裡一樣，讓你不斷重複某些動作與行為，並依循相同的模式說話、建構意義。如果是這樣，就代表你還沒能消化當初的事件，並把創傷留在從前。

不過別擔心，創傷發生後是可以處理的，也就是把它們留在過去。這樣一來，這些經驗就會內化成個人歷練，而不會繼續擾亂你的人生。處理創傷很難，但我自己經歷過，也會見證別人成功，所以相信你一定也做得到，不然我就不會寫這本書啦！

二〇一八年，我第一次接受身體經驗創傷療法的訓練，那時我瞭解到，雖然有時身體並沒有意識到創傷事件已結束，但我們可以有意識地把這項資訊告訴神經系統。透過一系列的療法來處理創傷，深度改變神經系統的認知，我們才會發現：創傷已經結束，自己撐了過來。身體認知到這個事實以後，就會脫離緊繃的求生模式。此後，你就能盡情揮灑生命了。在工作和生活中，我都有放入相關的練習，而且效果非常棒。

慢性疼痛下所隱藏的情緒

這套以身體為基礎的療法，有助處理創傷和壓力症候群，我會認識這個領域，是因為我想知道，自己的嚴重背痛（有時只能臥床）是否為情緒創傷所引起。身體經驗創傷療法學會（Somatic Experiencing Trauma Institute）的網站指出，彼得．列文博士（Peter Levine）窮盡一生的研究，結合了壓力生理學、心理學、行為學、生物學、神經科學、原住民療法和生物物理學[1]，著重於創傷治療中會出現的想法與情緒，也會關注感知和行為等身體反應。這套療法把人體視為相互連結、共同合作的各個系統，而人的思考、情緒、感知和行為都會傳遞重要資訊，也都會彼此影響。

透過這套療法，我就有充分的時間和空間來療癒未處理的創傷。在創傷發生的當下，若我們不知所措或被困住，就無法完整地做出回應（戰、逃或用其他自救的方法），神經系統就會留在受創時的狀態和回應模式，進而影響你的關係或行為（譬如使你崩潰或恐慌症發作）。

你有過這種經驗嗎？重述經歷過的可怕事件時，身體的感覺就好像回到事發當下似的？有些人說話速度會飆快、身體變得緊繃，也有些人會變得漠然、沒有情緒，即使在講駭人的事也不為所動。雖然你不知道，但在描述的過程中，身體會有所反應，讓你感覺很糟，因為你又再次經歷了生理層面尚未修復的創傷。

通常，我們會把創傷濃縮成單一事件，仔細審視，然後說服自己已經把它留在過去了，但卻無法從人生的脈絡中徹底根除創傷造成的影響。受創的痕跡不能全然抹滅，但你能設法去瞭解：創傷已經過去，身體已安全，而情緒也已平穩下來了。這麼一來，它就不會干擾你未來的人生，但仍會內化成你生命故事的一個篇章，不會徹底消失。

透過身體經驗創傷療法，就可以讓身體聚焦於當下，不再受困於創傷發生的那一刻。治療師就像思考、感覺和時光旅行的引導人，會一路陪伴著你。透過談話、運動和輕觸，為你提供支持。回首創傷時，你總會出現某些感知，變化與效應，心中會閃現過往畫面或有所領悟。和其他許多創傷療法一樣，此法是緩慢進行，會先從相關的經歷著手，然後再一步步地推進到主要事件。

戰場上的創傷

身體經驗創傷療法的治療師很有一套，即使我不斷穿越時空，回到受創的那一刻，或是被生活中的小事觸動情緒，也還是能療癒傷痕。她結合了各種方法，幫助我穩定而持續地進步，也讓我在生理上一點一滴地恢復，慢慢能承受越來越多的壓力，並漸漸卸下沉重的情緒包袱。

很多人都跟我一樣，只要發現很有用的方法，總會想深入研究、瞭解背後的原理，然後跟大家分享。所以，在體驗到效果那麼棒的身體經驗創傷療法後，我也開始參加治療師的培訓。

在第一次的訓練課程中，我和六十位同學一起看了創辦人列文博士的影片，看看他在二〇〇八年如何治療一位患者。[2]瑞恩是前海軍陸戰隊成員，曾在伊拉克和阿富汗服役，差點因為兩顆土製炸彈而喪生。事發兩週後，他在醫院醒來，完全無法說話、走路，雖然後來有恢復，但也被診斷出創傷性腦損傷、PTSD、慢性疼痛、憂鬱症和妥瑞症，生活品質大受影響。瑞恩吃很多種藥，且無法跟人相處，剛開始接受列文博士的治療時，甚至完全不抬頭看他。

▼ **暫停一下，關注自己現在的狀態，去體會椅子、床或腳下地板支撐著你的感覺。**

透過那支影片，我們看到瑞恩接受治療後的進步過程。在首次治療時，治療師得設法幫他脫離驚恐狀態，進入現在的時空，並認知到炸彈事件已經過去，人已在平安的空間。唯有覺得事件結束，我們才能處理受創時那種不堪負荷的感覺。進行四次治療後，瑞恩才完成第一階段的目標，並準備探索被驚嚇掩蓋的深層感受。

列文表示，在第五次治療時，他們開始探究，對於同袍死於爆炸中，瑞恩有什麼感覺。影片中，瑞恩妥瑞症的症狀比較輕微了，人也平靜了一些。他進入了體現狀態，好像從深處被震醒，不再毫無感覺。列文博士請他說了這句話：「我活著，我活著，我就在這裡。」瑞恩在體現狀態下複誦後，博士問他感覺如何，他的回答是：「狂怒、悲傷、氣憤。」

這支影片在身體經驗創傷療法的圈子很有名，我第一次看時，就覺得瑞恩很誠實，也很能體會他的感受。他後來在某次訪談中也承認，他第一次接受治療時，覺得這簡直是在做「世界上最蠢的事」，但在療程開始後，他不禁覺得：「這真的可以幫到我也說不定？或許阻止我復原的其實是我自己？算了，不要再想了，就把精力投入療程中，希望能趕快好起來。」這樣的真誠和直率讓我覺得耳目一新。起初，他看著眼前的困難，覺得「這實在太蠢了」，但後來卻願意努力克服，而且發現真的有效。

不過，帶給我最大鼓勵的並不是這段自白，而是瑞恩在第五次療程時大聲承認他還活著，他還存在著。

看那部影片時，我站在教室後方左右晃動，持續調整自己的狀態，但眼淚卻不受控地流了滿臉。我慢慢坐到地上，身旁雖然圍繞著同學，但他們已漸漸淡出我的感知範圍。影片沒停，我還在啜泣，而瑞恩也繼續跟著列文博士重複：「我活下來了。有些人沒活下來。我在這裡，我還活著。」

我想，瑞恩應該是在處理他倖存下來的罪惡感，所以才會出現妥瑞症和憂鬱症的狀況；而我自己則是因為在處理悲傷，才會變得過度警醒、焦慮且背部僵硬。當下我才發覺，或許我從來沒有用神經系統可理解的方式，告訴自己「我存活下來了」。我興奮地把看影片的感想跟朋友分享，但心中隱約覺得，還不太理解「我還活著」這種感受，但也沒對任何人提起。其實，我已熬過創傷、存活了下來，但身體沒認知到創傷已經過去，所以耗費了許多心神。

讓身體明白創傷已經過去了

看完瑞恩影片的幾個月後，我來到治療師中規中矩的現代風辦公室，和往常一樣，坐在硬挺的皮沙發上。各次諮商的內容我已混雜在一起，就好像在情緒的海洋裡建構意義。有幾次我印象非常鮮明，彷彿在海面上找到浮筒，不但對自己的世界有了更深刻的瞭解，想法也完全轉變。我想和大家分享其中一回，而重點不過短短幾個字。一開始，治療師就對我說：「我想請你說一句話。」

我緊繃了起來，突然覺得胃好像破了個洞，就像感到恐懼的悶痛一樣。當時我正在接受治療師的訓練，所以知道接下來會如何發展。我知道對方要說什麼，但希望他們不要開口。（你也應該有過這種感覺。）那時我的表情就像電視劇上的慢動作鏡頭一樣：往旁邊瞄、用力吞口水，在為即將到來的衝擊做準備。這時，觀眾大概都能看出我這個主角很害怕。

然後，治療師說：「請你說：『我活下來了，我還活著。』」

我的嘴突然好乾，眼神也從她身上往窗邊移，沒特別在看什麼東西。

「我活下來了……」我用氣聲說。我身體坐得很穩，但內心卻在竄動，然後突然停了下來。我快速逃跑，但現實終於追上了我，抓住我說：「停下來！逃不了的。」

我視線低垂，頭轉回治療師的方向，但沒有看她，而是望向她腳邊的地毯，但其實我專注於內心的活動，試著穿越時空、回到現在，把過去留在過去。說起來，我已經躲藏好幾年了！

「我還活著。」我又再重複，這次比較大聲。呼吸恢復後，身體就平穩下來，然後我哭了出來，但沒有起伏抽噎，只是輕微啜泣；那感覺不像全然淨化，而是暫停一下，讓身體有機會能追上我經歷的一切。我活了下來，我還活著；我的身體終於瞭解到，當初發生的事已經過去了。

▼暫停一下，關注自己現在的狀態，站起來伸展一下，或是喝口水。

我並沒有像瑞恩那樣，把這個步驟重複好幾次，對於當下的我來說，一次就已經夠了，這並非因為自我敘事或意義建構的能力提升了，而是內在思緒的聚積之處變得沉靜又寬廣。我的軀幹和手腳都變得輕盈起來，好像有一大群芭蕾舞者在我體內的舞台變換位置。「計劃改變，」我內在的編舞家（也就是神經系統）宣布：「不要再東奔西跑了，請大家做軸轉動作、跳到新的位置。」他們飛躍到新的定點，輕盈優雅、但也不失速度。我只需要靜待一會兒，等他們落地就行了。接著，大夥兒就能安穩休息。這是我的神經系統在重整。

過了一段時間，我才把創傷徹底留在過去，身體也才終於認知到創傷已經結束。我回過神後，說的第一句話就是：「我的老天爺啊！」當下，我不知道發生了什麼事，只感受到深層的轉化，然後就想回家睡覺了。

瞭解到「我還活著，威脅已消失」後，我才開始真正地活著。當我體會到創傷事件已過去了，身體面對威脅時的自然反應才總算結束，我也不再突然回到過去的場景中。雖然在創傷發生後幾個月後，我的症狀就有所緩解，但還是沒能完全復原。因為有部分的我並沒有認知自己已經安全、可以繼續前進了，所以仍以面對威脅的態度生活，浪費了許多精力。我設法告訴身體「威脅已過去了」，內心才真的有安全感，於是可以打開自己、好好地活。就像我幾年前剛開始舉重時那樣，終於可以再次感受自己的生命力。

打斷對方的話，讓他適時感受情緒

有位客戶來找我治療，因為她跟之前的健身教練上課時，對方的言行多次觸發了她的情緒，讓她難以承受。那一期課程結束後，她也不敢去找別的教練，擔心同樣的情況仍會再發生。只要一想到健身房，她就會害怕，覺得去了一定會恐慌。

對於這位個案，要優先處理的有兩件事，第一是制定策略，讓她知道如何在健身房與人保持距離，並用實際的方法維護界線。第二則是透過身體經驗創傷療法處理她的創傷經歷，這樣她才有勇氣重返健身房。不過，她的情緒為什麼會被引爆，她選擇先保留，所以我只從上課的過程著手。

我先花了些時間確認，哪些環境讓她有安全感，並盤點了她現有的資源，並跟她建立和諧的關係。接著，我請她描述，每到上課的那一天，她的作息大概是怎麼樣。她提到吃早餐、換衣服、照顧家人等等，而且語調帶有韻律，身體也會自然擺動，但接下來就不一樣了——「然後先生會開車載我去健身房。」

這時她用力吞口水，肢體語言也突然變得僵硬，在她繼續說下去以前，我趕緊接話：「好，我想邀請你先暫停一下，注意你現在的狀態。你提到開車這個程序時，有沒有產生什麼知覺、想法或畫面？」

我之所以打斷，是為了讓她有機會注意並消化身體傳遞的資訊。持續打斷個案，是我們的治療技巧之一，雖然有時會讓人想抓狂，卻很有療效。有些沒禮貌的長輩總是迫不及待想發表高見，一開口就搶走話題。但我們插嘴是為了讓你慢下來，好完整地感覺自己正在敘述的事件。被打斷時，個案能獲得多餘的時間，在情緒難以承受時喘口氣，並完成當初受創時進行到一半的防禦反應。

「呃……嗯……好……」個案這樣回答：「我覺得這裡好像有點震動……」她拍拍胸骨，讓我知道她有感覺的地方在哪。

「好，這種感覺你可以忍耐一下下嗎？」我不想給她太大壓力，但希望讓她有機會處理身體被刺激的感覺。

「嗯，可以。」她回答。我們花了點時間追蹤那種感覺，也會請她把注意力轉移到狀態比較平穩的身體部位。對話由我來引導，我會頻繁地停下來，並不時調整速度，幫助她往身心容納之窗的邊緣移動，然後再回到中間的安全地帶。

在那次的療程中，我們並沒有繼續探討接下來的事，就只談到上車的這個部分而已。幾分鐘後，她從鼻子深深呼出一口氣，身體也放鬆下來，療程就到這裡結束了。在接下來的幾次治療中，我們才開始處理她和教練發生的事，而她也終於能開始嘗試其他的運動課程。雖然我沒有請她說「我還活著」，但她仍找到了力量，能重返健身房繼續訓練。由此可知，她已逐漸掌控自己的時間感，能把過去的事件留在從前了。

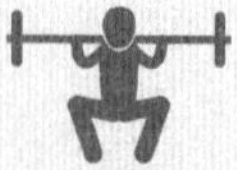

動起來：培養安定的感受

處理創傷是很沉重的功課，會使神經系統被觸發。無論你採取哪種療傷法，在投入時間與精力後，我都建議你再花點時間，讓神經系統平穩下來，以找到安定的感受；把療傷的種種消化後，再繼續前進。我會教大家一種觸覺式的自我關懷，只要把手放在頭部、頸部、肩膀和軀幹上就行了。

器材：

- 讓雙手可以自由活動的衣著。
- 不會被打擾的地方。

時間：

- 三到四分鐘。

步驟：

1．花上片刻，體會椅子或地面支撐著你的感覺，用鼻子吸氣並呼出。接下來，你會用手和身體做出一連串的姿勢，每個姿勢會停留二十到三十秒。

2．閉上雙眼，掌心面對你的臉，手指朝上，掌丘放在眼睛或顴骨上（哪邊比較舒服就放哪），手指則靠在額頭上。

3．接著，一手捧住額頭中心，另一手撐在後腦杓上，雙手施加同樣輕微的力量，手指朝向哪裡都可以，眼睛張或閉都可以。

4．第三個動作，雙臂在胸前交叉，把手放到肩上。手肘下壓，接著再用手掌輕輕地往下壓。

5．接下來把雙手放到背上，撐住身體後側，手最好靠近腰部。

6．最後一個動作，一隻手放在額頭上，另一隻手來到胸部中央，支撐身體前側。

7．結束時，雙手合掌，下巴微收，去體察指尖的呼吸，以及手掌周圍與掌內的感覺。謝謝自己花時間自我支持與關懷。

第七章

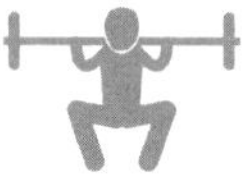

在肌力運動中保持正念

讀到這裡，大家應該已經知道了吧，我不只是愛舉重的健身狂。在我的運動歷程中，也穿插了時有時無的瑜珈練習，在我接觸舉重的好幾年前就開始了。我第一次上瑜珈課是一九九八年，是大學時為了修滿必修學分才去上的，但其實我對體育課可是恨得牙癢癢。我以學校的女性教育傳統為榮，也相信女性和男性一樣強，但實在受不了創辦人瑪麗·萊昂（Mary Lyon）那麼重視體育。創校都一百六十年了，我竟然還得修四學分的體育課，這是我從小到大最有挫折感的一門課。課程的選擇很多，不過瑜珈感覺最簡單，也最不會刺激到痛恨運動的我。「反正只要拉一小時的筋就過了。」當時我並不知道瑜珈遠遠不止拉筋而已。

雖然是早上六點半開始，瑜珈課還是很受歡迎（很多大學生都跟我一樣，覺得去拉拉筋最簡單）。老師唐娜人很好，留著知性俐落的髮型，但她是專業的教練，絕不打馬虎眼。我總是睡眼矇矓地來到課堂上（通常只睡了四小時），然後找個位子，攤開學校發的瑜珈墊，身旁的四十多位女同學也同樣愛睏。墊子攤開、打在地板上的聲音就此變成了一種訊號，讓我的神經系統知道「學校規定要做的運動要開始了」。

我們會先坐著，然後進到熟悉的拜日式流程，但只有討厭且尷尬的心情，因為我認為自己下犬式做不好。在做這個體式時，我的手腕和肩膀都會很痛，手掌和腳掌也一直冒汗。所以我常在墊上打滑，整個人摔在地上，發出巨大聲響，並打斷了眾人的冥想時光。我只敢小聲地說：「啊……呃，我沒事。」我心想，明明只是「拉筋課」，流那麼多汗真的很丟臉。在前四、五堂課，那感覺就像重回小學時的體育課，我巴不得能消失。

某天早上，我在課程開始前去找唐娜，說想跟她聊聊。我狀況很差，不只累得要命，經痛又很嚴重，而且還有期中考的壓力。唐娜雖然嚴格，但也很和善，聽我說話時，也總會看著我的雙眼。她請我躺下，背部放在墊子中央的瑜珈柱上，雙膝彎曲，兩隻腳的腳掌貼在一起，臀部保持外旋。接著，她又在我的膝蓋下方放了瑜珈磚，並把雙臂伸到兩側放鬆。

「今天的課你維持這個姿勢就好。」唐娜用平淡的語氣說完後就離開了。

「真的嗎?呃,好吧……」我心想,畢竟她馬上就走掉,我也沒時間回應。

維持這個姿勢幾秒後,我覺得:「嗯,其實感覺還不錯耶,或許瑜珈並不是這麼討人厭?」

我就這樣一直維持躺姿蝴蝶式,心裡很謝謝唐娜允許我躺著,對撐住我身體的瑜珈用品也很感激。課堂最後,我把枕頭和瑜珈磚拿掉,和大家一起進入大休息,躺在地上雙腳延伸,兩手自然地放在身旁。那天,我就愛上了躺姿蝴蝶式,到現在也仍會用這個體式放鬆。

後來在那個學期,我逐漸喜歡上了瑜珈,甚至開始嘗試比較困難的體式。復原性的姿式(譬如有瑜珈柱支撐的躺姿蝴蝶式)真的讓我覺得踏實、自在許多;在經過些許的調整和許多練習後,我做下犬式時也放鬆多了。雖然喜歡瑜珈,但我並不是在體現的狀態下練習。要想在瑜珈或其他任何運動中達到體現,必須把意識專注在運動帶給身體的感覺,反觀我所在乎的,就只是達到課堂要求而已。

瑜珈帶來的反效果

體現律動是動態的正念練習，瑜珈、氣功、費登奎斯方法（Feldenkrais Method）、亞歷山大技巧（Alexander Technique）等類似的身體活動都可歸在這個類別。只要你專注於當下，不管是動動手指、在院子挖土、在客廳轉圈或舉重，都是在做體現律動。

每種運動都有被誤解的地方。許多人都認為，做舉重是因為憤怒需要發洩精力，而瑜珈可以快速消除疼痛與壓力。就我自己的經驗而言，瑜珈不一定輕鬆無害，舉重也可以是安定心神的冥想練習。

有些人會把氣功、費登奎斯方法、亞歷山大技巧和瑜珈稱為體現律動，操作正確的話，練習者就能察覺到內感受（interoception，運動時體內的感覺）；也可以體察到自己的本體感覺（proprioception，身體移動時的知覺），以及動覺（kinestheticstp，身體活動的知覺）。體現律動身心健康有何好處，科學界已越來越感興趣，目前已有研究指出，它可以緩解某些症狀，如慢性疼痛以及焦慮、憂鬱症等心理疾病。[1]

雖然體現律動的方式很多，但瑜珈在西方世界是首選，早在遙遠的一九九八年，連我都知道瑜珈是用來放鬆的活動了（只是不知原因為何）。在二〇一八年，三千六百萬名美國人表示有做瑜珈，為他們敞開大門的瑜珈教室則有六千多間。將近三分之一的美國人都做過瑜珈，而且許多人是為了緩解壓力而練習。[2]在實體教室因Covid-19疫情關閉期間，改做線上瑜珈的人大幅增加。根據運動課程App Mindbody的資料，二〇一九年時，有百分之二十的使用者說他們報名過網路瑜珈課，到了二〇二〇年，則已激增到百分之八十。[3]

可想而知，醫生或心理治療師推薦患者去做體現律動時，後者（包括我）會直接求助離家最近的瑜珈教室，或最受歡迎的線上瑜珈課。隨著大眾對創傷療法越來越有興趣，創傷知情瑜珈的課程種類也持續增加，讓想練習體現律動的人有不少選擇。

以我個人而言，瑜珈的確有一定的效果，也如研究證實，可以緩解慢性疼痛、焦慮和憂鬱，不過並不是每個人都適合這項活動。事實上，瑜珈也並不是一直都合乎我的需求。多年來，不管是在「那件事」之前或之後，我做瑜珈的頻率也是有高低起伏的。這很正常，對於喜歡的事，有時你每天都會重複，也有時無法花那麼多時間，但仍會持續地做，不會完全中斷。在藝術、園藝、各種運動和嗜好等方面，許多人都是這樣。

在我罹患PTSD之前，緩慢的流瑜珈可以有效地幫助我減緩憂鬱、焦慮和背痛，但發病後，任何形式的瑜珈都會刺激我的身心，使我回憶重現，就算是創傷知情瑜珈也一樣。

我二〇〇六年搬回紐約時，找到一間很喜歡的瑜珈教室，離我家只有幾條街的距離，但到了二〇一四年時我就改做肌力訓練，不再去上瑜珈了。做瑜珈雖然舒服，但肌力訓練對我的背比較有幫助，而且讓我覺得比較有生氣、活力。重訓的功用和山式一樣，但效果放大一千倍。不過在二〇一四年末，我的背嚴重受傷，好幾週都必須臥床，一年多才恢復，那段時間也只得暫別槓鈴、啞鈴和壺鈴。

我在二〇一四年初開始有PTSD以後，也出現了一些極端的行為，譬如完全不看電視。有些人不覺得這很嚴重，但我之前有幾度心理健康出問題，所以什麼都不做，就只看電視。因此，我決定關掉電視，但我非常生氣，觀眾那麼多，大家完全不知道這東西害人多深。我這樣的症狀是一種迴避行為，所以我無法走路經過某些地方，怕會受到刺激，而不敢接觸許多媒體內容。

為了掩飾恐懼，我渴望變強

我的另一個症狀是過度警醒，很容易受到驚嚇，永遠都在注意身旁是否有危險。所以我開始進行極端的肌力訓練。我八年前開始練習時，一週最多只練四次，而且單純是為了身心健康；但在PTSD以後，卻變成每天都練，而且非要把自己逼到極限不可，好像準備要去打仗似的。

除了極端訓練外，我也再次用上從前的應對機制：和痛苦解離。我以前用這個方法捱過心傷和慢性背痛。我無視身體的疼痛，持續了六週。有看職業球賽的人就知道，人類凌駕疼痛訊號的能力非常強。很多四分衛季中就手肘或肩膀受傷，但仍會打完整季再動關節手術。專業運動員都是忍著痛在比賽，很少有人全身沒傷，畢竟這可是攸關工作和好幾百萬美元的薪資，反正退休後還有大半輩子可以恢復。

但我只是投入專業運動的平凡人而已，我不是職業選手，也沒有休賽季的空檔，可以什麼都不做地專心復原。（你應該跟我一樣，光是活著，就是全年無休地在運動啦！）運動表現好並不會讓我賺錢（事實上，我還得花錢去訓練），要是受傷的話，也不負擔不起手術和復健的費用。健身房裡大多數的人都不是專業運動員，更不適合依照專業標準來訓練。即便如此，我還是忽略身體的感覺，一直去健身房報到，把自己逼到極限，渴望舉起最大重量。我現在已瞭解，哪些活動有益長期的身體健康與韌性，而埋頭苦練是背道而馳的方法，但當時健身房裡卻沒有人勸我停下來，反而讚揚我想變強大、有紀律又有衝勁。唯一有疑問的人，是我的治療師。

「我想變強，越強越好。」我說。

「你為什麼想變得越強越好？」

「這樣……我就……不用害怕許多事情了。」我生硬地回答。光是說出內心的恐懼，都讓我覺得害怕。坦白說，我並沒有想過自己為何執著於變強，只是在閃現的回憶畫面入侵內心時，不想看到自己崩潰而已。

「害怕的事情有哪些？」她把球丟回來給我。

聽到這個問題時，我覺得「她瘋了」，她可是我的治療師！這種感覺令我很不安。我馬上往門邊看，不想繼續待在會談室，但也不想離開。暗影在我肩後升起，竄滿每個角落，我必須做好準備，才能面對這無可避免的威脅。當時我跟這位治療師還沒開始嘗試身體創傷經驗療法。（過了好幾年後，我才在她面前說出「我還活著」。）我信任她，也知道她有許多精闢的見解，但並不確定她是否瞭解我對這個世界的感知。

事實上，我還認為自己可以練得更多，讓自己變強。在「那件事」前，我已經有在練習奧林匹克舉重，也開始學空手道。在「那件事」發生後，我又啟動了第三種訓練：健力運動，一週三天；再加上原本一週兩天練奧林匹克舉重，五天練空手道——各位想想，一個星期也只有七天耶！我就這樣秉持許多健身工作者提倡的「猛獸精神」，一週訓練十次。即使你不上健身房，也能從社群媒體感受到這樣的風氣：兄弟姊妹、高中同學、同事或以前的伴侶貼出肌肉精實、汗水淋漓的照片，手上沾有白粉，表情堅決，好像在進行你死我活的決鬥。照片還會標註「沒有藉口」，以昭告天下自己的決心。

過度訓練有害身心

讀到現在，各位肯定已看出我的行為模式了。那天我被治療師問到「為什麼想變強」後，我才開始有所察覺。有一小部分的我知道自己訓練過度，已經到了強迫症的地步。我也知道，時時刻刻覺得四周危機四伏，這應該不是正常人的反應，但又不曉得該如何改變，更沒有足夠的自我同理。所以我還是不斷地去健身房和道場，天天訓練的日子也仍舊繼續。

我意識到自己的解離狀態後，開始自我憎恨，討厭自己用這種方式過日子，恨自己時時刻刻活在恐懼之下。我如強迫症一般地練舉重，是不想永遠被恐懼纏身。我頻繁、用力地訓練，反而變得更脆弱，使回憶更容易重現。我一再把自己推出身心容納之窗，很少給自己喘息的機會，不只內心害怕又憤怒，身體也一樣。

此外，我的疼痛問題又開始出現，背幾乎要癱瘓。做完深蹲或胸推，我把槓鈴放回架上，然後站直時，背總會一陣抽痛。就像大學時上瑜珈那天一樣，動作必須夠慢，才能把身體挺直。幾週後，我走路時的刺痛感越來越強，從臀部一路延伸到腿，有時稍稍一縮，還能硬忍過去。那時，訓練已不是我的熱情所在，而是一種強迫症狀。我認為，最好的解決背痛的方式就是忽略痛感，這樣才能訓練得更勤。只要舉得更重，就能變得更壯，背就會好轉。

想當然耳，我完全錯了。我非但沒能變壯，還把自己完全打趴，背痛的老毛病又復發，而且更加嚴重，跟我當時的其他身體部位一樣，都被逼到了極點。二〇一四年十一月一日，我一覺醒來，發現坐骨神經痛到左腳某些地方有癱瘓感，背也痙攣得很厲害，隨便小小動一下都像酷刑般的挑戰，明明才三十六歲，卻幾乎無法下床。

我原以為什麼可怕的事我都遭遇過了，但不良於行到這種程度，實在讓我恐懼到極點。我驚覺到自己無法再跑步、練空手道，整個人陷入谷底。但如何把身體照顧好，必須靠我自己體悟，沒有人能幫我。

受傷後，我只擠得出力氣去做物理治療和諮商，復健好幾個月後，能做的事才終於變多。一開始，我只能在器材上活動，並多做伸展（為了修復軟組織）。對於這些限制，我既挫折又憤怒，我好不容易才開始相信自己的身體夠好、夠強壯，並得到前所未有的讚美。現在，一想到會失去這樣的身體，我就覺得害怕。我當然不能做舉重，但又著急萬分地想在復健過程中有的重心，所以就選擇了常年來的備案：瑜珈。

從瑜珈走向正念練習

多年來我已瞭解到，不論當下是什麼狀況，我們都可以用最適合的方式做瑜珈，就好像在一九九八年那天，同學在一旁重複做下犬式，而我是躺在地上放鬆。於是，我決定要找個適合自己，而且能因材施教的瑜珈老師。

我試上了各種瑜珈課程，甚至去上了創傷知情式的私人指導課，但還是引起背痛、觸發我過度警醒的狀態。不管怎麼做，我都覺得不安全，既然嘗過苦頭又學到教訓，我決定尊重身體，把瑜珈這個選項刪除。當時，我並不知道為什麼瑜珈會引發這麼大的效應，但又不能為了找答案而冒險繼續練習。後來我才知道，那種難以負荷的感覺，就是葛拉格博士所說的「從解離狀態直接跳到過度刺激」，我那位肩膀和背痛的客戶也是如此。我的神經系統中還有先前留下來的刺激沒處理，所以只要一碰觸到，就會讓我受不了。因此，我決定發揮創意，結合手上握有的兩項資源：對舉重的熱愛和對研究的擅長。我下定決心要找出重回健身房的方法，最後也確實成功了。

我花了很多時間努力研究和練習，才終於找回了足夠的安全感，重回槓鈴訓練的行列。一年後，我才有辦法在物理治療室以外的地方做肌力訓練，又過了一段時間，才恢復正規的練習方式。我在那段時間瞭解到，如果想確保姿勢正確，就必須專注於每一個動作，傾聽身體的訊號，以免掉出身心容納之窗。

雖然我從事的體現律動並不是一般人所認知的正念練習，但兩者的確有相通之處：保持正念，關注身體的狀態與知覺。

要想保持正念，方法很簡單。在練習時，找個能讓你集中注意力的錨定點，譬如專注於呼吸上。正念練習的關鍵並不在於運動或姿勢，而是注意力。我們應該以「內感覺」為錨定點，也就是體內的感受；如果心智能持續專注於上，就能夠保持正念，也自然能投入體現律動了。

相反地，吃午餐時滑手機，或做二頭彎舉時想著等一下去哪約會，那就是沒有保持正念了。

體現律動需要不斷多練習。專注力無可避免地會偏離錨定點，要多練習才能重新聚焦。注意力很難長期集中，這是人的天性，就算是正念老師也會有思緒飄移的時候。這時，我們必須承認自己已分心，並以自我同理而不批判的態度把注意力放回焦點；以體現律動而言，焦點便是身體在活動時的內感覺。自我同理且不批判的態度很重要：分心不是犯錯或失敗，而是你覺察心緒並關照身體的好機會。從錨定點出發，注意力分散也沒關係，再把自己拉回來就好。

正念方法很簡單，但實際執行並不容易，可是非常值得多練習。透過一次又一次的重新聚焦，就能確保自己在身心容納之窗內以正確的姿勢運動，除了提升健康狀態，也能培養出有助療傷和改變生活的行為模式。即使你的界線曾因創傷失守，或是身邊從來沒有正向的例子，讓你知道什麼是健康的界線，這樣的練習也能幫助你瞭解並維護自我界線。最重要的是，你會學到必要的技巧，進而提升壓力容受度，讓身心容納之窗變得更寬廣。

重訓的焦點不在於器材或動作，而是身體的感受度

如何透過體現律動改變生活、療癒自我？在深入說明前，我們先來談談，做好哪些準備，就能把舉重當成體現律動。原則很簡單：心裡不要想著槓鈴有多重，而是感受身體當下在做什麼。專業的教練都知道，以類似於體現律動的原則做好準備，就能提升舉重表現。他們指導新進運動員時，會請他們聚焦於身體的動作，而不是思考要如何移動槓鈴。舉例來說，三次打破世界紀錄的健力選手貴格・納可斯（Greg Nuckols）就曾在《硬舉完全指南》（*How to Deadlift: The Definitive Guide*）中寫道：

> 抓好槓鈴，接著往身體的方向拉，確定背闊肌有發力，但注意力不要放在桿上。若

把注意力放在移動中的槓鈴，會很難專注於身體的動作。一般來說，初心者如果想著要「舉起槓鈴」，那所有的準備都會付諸流水。因為在開始動作後，他們的臀部容易過高，背也會拱起來，最後姿勢完全跑掉。更糟糕的是，過程中可能產生危險。

納可斯所提醒的重點，其實就是體現律動的原則。事實上，最好的運動方式就是隨時覺察身體的細節。硬舉就是從地上抓起槓鈴，然後站直身體、雙臂垂放。這時，我會關注腳掌對地板踩好踩滿的感覺，而不是去感受槓鈴的移動。每次重複動作時，我都會好好體會那種踩地感。專注於身體，我就更能保護自身安全、提升技巧，更讓我在面對舉起重物的壓力時，可以持續關照內感受。我相信你也能做到。

無論是在健身房舉重或是平常抬起重物，我們都要先用暖身運動啟動肌肉，並在每次的動作中加強與它的連結。每一次推拉槓鈴時，你都應該關注肌肉的動態，而不是重物的樣子，或是你舉重時的樣子好不好看。重物和外貌都只是身外之物，要想維持體現狀態，就必須專心感受體內的感覺。

練習得很累、甚至有點不舒服時，就會難以關注身體的動態，思緒也會開始飄走，但沒關係，這也是練習的大好機會。試試看，在疲勞的情況下，要如何重新聚焦錨定點？如果覺得太難了，那就學會尊重自己的身體，適時地停下來。關於這項課題，我們在接下來的兩章會探討。

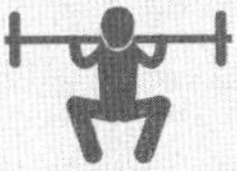

動起來：髖關節鉸鏈（Hip Hinge）

如果只能選一個槓鈴動作，那我會選硬舉。這個動作對於培養肌力、鍛鍊核心很有用，讓你在健身房外也常保健康。做硬舉時，我的身體會感受到十足的生命力。若有客戶想要培養韌性、力量與活力，我就會教他們這個動作。

硬舉的基礎是髖關節鉸鏈，顧名思義，就是從髖關節啟動的動作：上半身向前傾，然後直起身——但不是從背部脊椎發力。從地上撿起襪子時，我們總會彎曲脊柱，使背部呈現C字形，然後直起身子。過程中，我們會用到背部的一系列小肌肉，反正襪子很輕，所以不太會出問題。

不過，如果你要撿的東西很重，那可就另當別論了；這時你就必須用上全身最大的肌肉，也就是臀大肌。相較於撿襪子時用到的背部細長的豎脊肌，臀部的肌肉絕對比較強壯。髖關節鉸鏈做得正確，就能確實用臀大肌發力，背則可以像桌面一樣保持穩定。

在工作坊、公司課程和私人教練課中，我都教過髖關節鉸鏈；大家在身心不連結的狀況下做出來的各種姿勢，我也都見過。這個動作雖然簡單，但大家都很少做過，所以掌握不到重點。我會逐步教各位用正確的姿勢練習，爲肌力訓練中的多項動作打好基礎。

器材：

- 一面牆。
- 手機或相機（把過程拍下來，確認姿勢是否正確）。

時長：

- 第一次十五分鐘，熟悉動作後時間可以縮短。
- 一週練習三次，持續兩到三週。

步驟：

1. 過程中不要一直看鏡子；著重姿勢而不關注感覺，這和體現律動的精神背道而馳。用相機拍攝反而不會影響姿勢，因爲你是結束後才檢查自己的動作。
2. 背對牆壁站在離牆大約十五公分處，腳尖朝前，腳掌要位在髖關節正下方——不是臀部外緣，而是骨盆突出處的下方。
3. 脊椎打直站好，挺胸直視前方，下巴不要上抬（可微收），關注自己的狀況，感受背打直是什麼感覺（站直的話，脊椎還是有自然的弧度），讓這種感覺留在意識裡。把重量放在腳掌中心，就是鞋帶下方的位置。如果覺得重心比較靠近腳趾，身體可以微微後移；感覺重量在腳跟的話，則請前傾。站到腳掌中心處以後，花幾秒鐘的時間，確實地體會站穩的感覺。

4. 接著，把手掌靠近小指的那一側按到臀部下緣那條水平的皺褶（隆起的骨頭正下方），也就是曲膝抬腿時，腿會移動的地方。用手掌側邊按壓皺褶處，把臀部往後推，同時盡量注意背的位置，且前彎時雙腿要打直，一直彎到臀部碰牆為止，但不要靠在牆上；如果碰不到，可以往牆靠近三到五公分。

5. 臀部碰牆時，停在髖鉸鏈姿勢，接著關注身體的感覺，背還是平的嗎？和站著的時候相比，差別是否只在於角度不同？感覺和站直的時候一樣嗎？

6. 再來感覺雙腳的重心在哪？如果有前推或後移，請把重量放回腳掌中心。

7. 再來請檢查膝蓋是否有彎曲，如果有，請試著打直，但不要鎖死。

8. 最後，感覺你的膕旁肌（大腿後側的肌肉）是否會緊繃？做髖鉸鏈時，膕旁肌會用力，所以緊繃是正常的。

9. 這時你可能已經累了，但在起身結束動作前，也要注意身體感覺。請用臀大肌施力（想像要忍住不排氣），臀部下緣繃緊，推向仍置於皺褶處的手掌邊緣。臀部對手施力時，注意背部不要彎成C字形，上背也不要拱起。夾緊臀部，並持續覺察背的狀態，然後慢慢起身。

10. 休息後重複，最多再做三次。

11. 繼續練習這個動作，直到在碰牆時，重心不會移動，背也不會彎曲。雖然沒有負重，但這個動作仍可加強肌力，並訓練神經系統，讓它啟動臀大肌和雙腿（而不是背部），用有效率的方式傾身舉起重量。保持正念，就能做好舉起重物的準備。

第八章 在運動中培養自主性

多年以來，客戶都會謝謝我聽他們說話，因為我把他們的經驗、偏好和自我成長的渴望放入療程的重點。我認為，倖存者得到力量，才有辦法治療創傷。我在第五章提到，我的客戶莎拉就曾真摯地感謝我的傾聽。她不是害羞靦腆的人，向我提出需求時也不會猶豫。她也把這份堅定帶到了生活中其他層面：她自己開公司，社交生活精彩豐富，和親友、社群維繫密切關係，在靈性方面也有深度練習。

「謝謝你。專注於呼吸真的會讓我很焦慮，我一直希望能找到相信我的教練。」那天我們準備要下課時，她這麼對我說。

莎拉身穿灰色棉褲和老舊褪色的深藍色演唱會T恤，坐在划船機上。她長髮在頭頂盤成一個包，五分鐘的划船時間也都在跟我聊天。她有時也會選擇跑步機，以作為訓練後的恢復活動，讓身心回到身心容納之窗內，然後帶著平靜的感受繼續一天的行程。我從不會要她聚焦於呼吸，因為這樣會讓她更焦慮（她找我上課時就有提到這一點）。莎拉讀過我的文章〈有時候「深呼吸」是很差勁的建議〉（Why 'Take a Deep Breath' Can Be Terrible Advice），我發現深呼吸對某些人來說反倒是種刺激，所以我找出其他平靜自我的替代方法。

「不用客氣。」我這麼說，心裡情緒湧現。我很高興能幫到她，但個人需求在健身房本來就應該得到尊重，這是每個人的權利。我自己在健身房也曾不被理解，不免感到有些遺憾。

我伸出手，靠我的重量拉她起身。比我矮一顆頭的她抬起頭，對我露出滿臉的笑容，就連眼睛都笑瞇瞇的。

在那之後，也有許多客戶這樣謝我，譬如「謝謝你沒有逼我苦練」、「謝謝你在乎我的感受」，我最喜歡的是「你是教練裡人比較好的」。

他們說的都沒錯，我不會逼迫學生、也很在乎他們的感受，人也真的很不錯。其實大家會給我這樣的回饋，是因為我會定時請他們關照自己的狀態，透過內感覺和身體對話，並提醒他們不要無視身體的訊號。學生會稱讚我，原因無他，因為我上課時擅長為大家創造療癒的空間，讓他們有機會對自己好一點。我不會逼迫他們苦練，而是鼓勵他們仔細聆聽身體的聲音，除非感到自在，否則就應該跳過太困難的訓練。

培養自主性，就從尊重自己的限制開始

在訓練、療傷時，體會內感覺、學習定時與身體對話、並據此採取行動，才能培養出自主性。莎拉來找我時，已能掌握一些內感覺，更懂得照顧自己，也需要我這個教練陪她一起探索。她想學著與身體對話，避免一再地抑制它的聲音。在受創後，她想和身體重新連結，以培養參加團課的信心。她要做好準備，學著適應團體課程的強度，就算步調落後於其他同學或身體受不了，也可以勇敢停下來。

我會用私人指導課來測試客戶的極限，看看大家喊停或要求休息的時機與原因。要想長久進行肌力訓練，保持身心健康，就不該把自己逼到極限。疼痛的訊號出現時，必須尊重，而不是直接忽略；對於上健身房感到害怕、不安時，應該積極處理，而不是假裝沒事。不過，許多主流的健身房卻恰好相反，無論學生多麼痛苦、恐懼，教練都不為

所動地嚴厲逼迫。在他們眼中，休息的理由都是懶惰的藉口，是軟弱的表現，完全不可接受。

上課時，我從莎拉活動身體的樣子，看出她高中曾是運動員。我很高興她擁有這些底子。我常用藥球跟客戶傳接，如果對方以前也很討厭上體育課，我就得先教他們從胸前拋球，這樣才會有力。但莎拉一看到藥球，內在的運動魂就被喚醒了，不僅穩穩接住我拋過去的球，還將近兩公斤的球回丟給我。雖然高中已是大半輩子以前的事，但她的運動神經比我這個教練還好。

但是，深吸氣（透過內感覺關注呼吸）卻會讓她覺得體內有種壓迫感。對此，先前的健身教練時都不放在心上，要她忍過去就算了。她想面對這種壓迫感並加以解決，而我恰好能幫到她。

想要發揮自主性、能夠獨立行動、自由做決定，就得知道自己的渴望和需求，而內感覺（掌握身體內在狀況的能力）就是關鍵。我會顧學生的感受，而不會堅持深呼吸的效用，更不會逼他們忍著痛楚去運動。我教課的一大原則，就是讓大家瞭解自己的需求和渴望，並幫助他們找到行動的力量。莎拉以前是運動專家，所以對這方面有所領略（這是很珍貴的經歷，即使是身心連結最穩固的人也不一定理解）。我得善盡職責，讓她對訓練保持興趣。

因此，我慢慢地培養她的力量，並尊重她提到的難處和內感覺。我會以她的強項（胸前傳球、深蹲和硬舉）為主，再穿插難度較高、稍有刺激性的練習（例如膕旁肌彎舉和滑輪下拉）。她每週都有進步，重量和組數也漸漸增加。上課的節奏夠慢，所以她可以安心自在地訓練。有時，她會活動到被解離的部位，或者情緒被觸發（包括深呼吸造成的刺激），但還是能回到身心容納之窗內。我也會做訓練記錄，莎拉想看，我就會提供給她。

教練只是輔助性的角色

自主性能創造力量，讓你做好準備，以實踐個人的成長與改變；這就是療癒創傷的基石。茱蒂絲·赫曼博士表示：「為倖存者賦予力量是治癒創傷的關鍵，他們得主導並全權掌控自己的復原之路。」[1]

透過訓練，我會幫助客戶與身體建立連結和雙向溝通，以瞭解內在需求以及內感覺的訊號。在進行每項訓練前，我會以和善的口吻，徵求客戶的同意後再繼續，並專心聽他們的反饋。雖然讀者你沒跟我上課，但透過我的經驗分享，你就可以注意一下，看看自己的教練是否有遵循這些原則，或做為你未來挑選老師的參考。

你是最瞭解你自己的專家，也只有你親身體驗過那些經歷。關注自我的渴望與需求後，你還有一半的路要走。接下來，你必須用對自己有益的方式去行動。有些人會否定你的經驗、忽略你的界線，使你懷疑自己真正的感覺。他們或許是好意想幫忙，或許是想為你帶來「更遠大而正向的改變」，但如果你真正的感受、想法和經驗被否定了，一切都是白搭。而我會扮演輔助性的角色，利用自己在健身與療傷方面的專業知識，幫助你聆聽身體的聲音。

我會專心傾聽客戶的心聲，深入瞭解他們的感受，但不會帶入太多個人的情緒。在成長的過程中，我們不一定有得到肯定與認可，但都值得被看見、聽見，所以我會尊重每一個人的經歷。多多觀察自己與人溝通的情況，看看是否能做到積極聆聽以及尊重彼此的自主性。

我的教學原則：和善詢問、取得同意和積極聆聽

訓練開始前，我總會問客戶：「做好肌力訓練的準備了嗎？」而不是直接下達動作的指令。我還會提醒對方：「今天的課表有深蹲，可以試試看嗎？」而不是直接要求他做。

客戶大多會說好，但有時也會拒絕，兩者都是很好的答案。被拒絕的話，我就會調整原本的課表，也順便和客戶聊聊，去理解他們的意願、想法和擔心。我會詢問進一步的原因，就此進行討論。如果這項動作會讓他身體疼痛，我會提出替代的選項，再看他們的意願如何。這不是討價還價，因為客戶不只是來健身，也是在療傷，並學習體會內感覺、設立界線、找到自主性，進而讓自己完整地被看見、聽見。

每次要碰觸客戶前，我都會先徵求對方的同意，包括口頭或肢體上的正面回應。這個原則在實際執行上有點麻煩，但人有時不想被碰，有時則不介意。每個人在不同日子的心情會有差異，上課時也會突然不舒服。有些學員叫我不用那麼客氣，但我還是繼續詢問，以免他們壓抑自己的感受。不管你的健身教練是誰，你都有權利拒絕對方碰觸你的身體，即使對方沒問也一樣。

我不僅會問客戶問題，也會認真地聽他們的答案。身心治療的工作者（包括我在內）

都很熱心要給建議，但常常忘了要花時間收集必要的資訊，最後幫倒忙。以前若有客戶跟我說：「我深蹲時會膝蓋痛，所以不想做。」那我就會回想自己訓練時的經驗，以快速解決這個問題。但這麼一來，我就是從自己的經驗出發，而不是他們的感覺；對我有效的方法，不一定適用於所有人。此外，「深蹲時會膝蓋痛」是句模糊的陳述，我應該要詢問更多細節，譬如是痠痛或刺痛、痛點在哪裡、有什麼改善的方法、是否痛了很久等。我不會診斷疼痛的成因，但會評估狀況，判斷是否有替代方法可以訓練本來設定的目標肌群，以緩解疼痛，並避免症狀加劇。

雙向對話的好處很多，但最重要的一點在於，讓我們有機會練習體察內感受，以收集到必要的資訊來採取行動。

運動不是為了忽略傷痛

許多諮商師和治療師都認為，自主性（為自己行動的能力）是心理健康的基礎。我在心理方面並沒有專業的執照，但我既然研究過療傷知情運動，也是合格的健身教練，就會努力打造能治癒身心靈的訓練環境，給客戶機會去體驗自主行動的感覺。假如客戶說：「我想深蹲，但膝蓋會痛，有沒有什麼方法可以讓我不痛？」或主動跟我說要暫停一下，這就是在展現自主性。當他在健身房累積紮實的經驗後，就能在其他場合如在家中、辦公室實踐。

選擇用運動療傷的人，應該是有身體上的目標，也是為了療癒心靈、做到自我關懷等等。瞭解、察覺到自己的需求，才知道如何去滿足。如果你被壓力逼得喘不過氣，被推出了身心容納之窗，那你的心就會想方設法地逃離身體，以免察覺到身體的感受。運動員有非交出好表現不可的壓力時，會忽略疼痛；背負創傷的人也很容易和身體失聯，因而錯失了身體的訊號。

我有些客戶常會忘記喝水，要等到我問，才會發覺自己很渴；也有些客戶則是不知道在上課期間，其實可以自由使用洗手間。

想想看，你老是熬夜趕重要的專案、經常輪夜班或在工作和家庭間兩頭燒，而忽略了自己的需求。你在櫃檯站到腳發腫，或是久坐到背完全鎖死，忘了吃飯、睡覺、和人互動。每次我在努力做某件事、覺得壓力很大時，就會忽略身體對於基本需求的呼喊，比如等到腹部痙攣才發覺想上廁所、胃餓到痛才想起忘了吃飯，還會累到眼睛直接閉上，再也分不清自己在做什麼。事後，就只留下一種癱軟腐壞的感覺，身體要我採取行動、滿足基本需求，但我錯過了那些訊號。

運動時如能保持身心連結，就可以在身體發出聲音時聽見自己的需求，唯有在這樣的體現狀態下，你才會有能力做決定，譬如在課程中做某些訓練，或是讓教練觸碰你、替你調整動作。上課時，如果你覺得自己需要更長的休息時間，那就應該繼續放下器材；如果做某個動作會痛，那代表這個動作不適合你當下的狀態。如果你來到健身房後不想訓練，也不妨思考一下原因，而且最終的選擇權在你手上。多數人運動並不是為了參加比賽，我有在練習奧林匹克舉重和健力三項，但為了參賽而練習，對我已經不再有任何幫助。我曾為了參賽而舉，但現在身體告訴我的訊息強大又清楚：「我運動是為了處理疼痛，不是為了忽略痛感；我訓練是為了安定自我，不是為了競爭；我訓練是為了提升自我感受，不是為了贏誰。」

親愛的讀者，無論你對感覺良好的定義是什麼，但你應該也在尋求提升自我感受和身心健康的方法。想維護身心長期的健康，請務必要尊重身體的訊號，不可勉強自己；如果只重視一時的表現，就會忽略這些訊號。

動起來：給身體部位發聲的機會

身體會透過知覺對我們說話。有許多方法可關注這些知覺並據此行動。某個身體部位就是會一直有話想說，比如經常鎖死的膝蓋或肩膀、動不動就抽筋的肌肉，或是小小的神經抽動。在這項練習中，你要給予這個部位說話的機會。

器材：

- 日記本、文具。
- 安全隱密的書寫空間。
- 愛說話的身體部位（用疼痛、抽筋、痙攣、鎖死、抽痛等方式博取你注意力的部位）。

時長：

- 十五分鐘以上，在體現律動後進行。

步驟：

1．挑一個讓你覺得安全、能支持你的地方。如果你是在健身房或公共場合運動，就要另外找個安靜的地方坐下；或是到家後先花幾分鐘，在正念的情況下伸展、走一走，或是練習第五章末尾的肌力訓練，以建立身心連結。

2．坐下以後，你要做的事和第四章的「聆聽遠近聲響」相反。眼神下垂保持柔和，或閉上雙眼，聆聽遠方的聲音；接著，改聽比較靠近你（你所在的空間）的聲響；再來，請聽聽你體內發出的呼吸、吞嚥等聲音。

3．做好聆聽的準備後，問問想發聲的身體部位（說出來或在心裡想都可以）：「你想跟我說什麼？」然後照實寫下你聽到的一切。你可以和這個部位對話，或是讓身體獨白也行。無論如何，請花五到十分鐘把你聽到的寫下來。

4．對話結束時，請謝謝這個部位的分享，並在做好準備以後，有意識地用聽覺感受此空間的特徵，這次請使用第四章的方法。

5．透過這項練習，就能知道身體部位的需求並與它溝通，接著根據你聽到的資訊展開行動。

第九章 恢復你的界線

客戶常會認為，健身教練及身心健康工作者都受過合格訓練，會瞭解並尊重他們的界線，甚至認為這是心照不宣的默契，連訓練都不需要。這樣的想法我可以理解。不過，客戶和教練有自己的人生經歷，對界線的看法也不同，所以還是要好好說清楚才對；尤其是還在培訓中的從業人員更要好好牢記。

面對有創傷的客戶時，一定要特別謹慎，畢竟他們的身心界線遭到侵害、需要修補。許多身心健康工作者會鼓勵客戶建立並堅守自己的界線，把自己給照顧好。如果你正在與創傷奮鬥，就要把守好自己的界線，而且過程也不是那麼簡單。

在「那件事」後，我重新開始訓練，但很難維持各方面的界線。在我成長的環境中，沒有人能維持良好的界線，所以我在三十好幾開始進行療傷練習時，才開始認識這個概念。多年來，我經歷過許多身心創傷，所以我本來就不怎麼牢固的界線，也被消滅得蕩然無存。在「那件事」發生後，我覺得自己千瘡百孔，分不清自我與他人的界線，即使和認識、信任而且喜歡的朋友來往，都會沒安全感。

通往地獄的路是由善意鋪成的

某個週三午後，我和朋友瑞秋相約在市區吃午飯，而我提前到了餐廳，那地方沒什麼特色，只有米色和白色的裝潢。餐廳內部是狹長型，帶位的服務生讓我一個人坐在正中央的那張桌子。我背對牆壁，研究整個空間的配置，在那十分鐘內我坐立不安，前傾、轉頭、看左邊的門、看向後方、坐回椅背、低頭看著緊緊握在手中的手機，隨便滑一滑，然後又再抬頭。

那是在「那件事」發生的兩個月後，而一個月前，我才首次把事情的經過告訴別人。我仍舊想要逞強裝沒事，但七個月後，我背傷復發、難以下床，才肯承認自己被擊垮了。坦白說，當時我並不相信有人會給我支持或關懷，我害怕再次受傷，也不敢求助，除非可以找到能無條件信任的人。「建議」對我來說太過沉重，「批評」我更不可能承受，我只是希望有人看見我的處境。心懷善意的人其實不少，但他們的行動根本無濟於事。那時，我只想要有人聽我說話，給我一點空間，若有人想替我解決問題，我反而會崩潰。我過得如履薄冰，只要輕輕地被碰一下就會爆炸，內心的碎片灑得到處都是，把大家都給嚇壞。我太難搞了，沒人想接近我。當時，我的界線就是如此狹隘，但對我的生存而言卻非常重要。

現在的我沒這麼難搞了，但回頭看，其實我當時的態度並不過分。我花了好幾年才把這份體悟落實到生活中；坦白說，現在我還是偶爾會懷疑自己。

幾十年來，我們家族都會去離市區兩小時車程的小島度假，那裡也是酷兒族群、猶太人、中產和上流階級的最愛。小時候我覺得那邊很美，但長大後就覺得還好。不過，瑞秋無法體會我的心情，因為那是她在這世上最愛的地方。我們就是在這小島認識的。

這是我第一次在市區跟瑞秋吃午餐。我很喜歡瑞秋，她風趣、好笑，有熱情也有骨氣，而且對任何事都有自己的看法。當時的我並不太適合跟一般朋友吃午餐聊天，但我想要假裝正常，所以就安排了那次見面。我面臨崩潰邊緣，要是說出「那件事」的經過與處置方法，我應該招架不了她的評語。為了不要把氣氛搞僵，我前一晚就暗自決定不要把「那件事」告訴她。看到她走進餐廳，跟帶位人員有說有笑，我又再對自己重申了這個決定。

我起身和她擁抱，然後坐回椅子上，像沒事一樣地跟她聊近況。

「你今年夏天會去海邊嗎？」瑞秋問。

「應該不會。」我回答。

「為什麼？來嘛，很漂亮耶，你會很喜歡的。」她繼續說，但我知道自己沒興趣。在「那件事」之後，我太過害怕，不敢離開我的貓和床，跑到一個我從來沒有真正喜歡過的地方，就算當地的朋友再怎麼推薦也一樣。

「不知道耶，我有些狀況，所以不是很想去，」我抗拒她的意見。

「怎麼啦？」她表情變得柔和，眼睛睜大到好像要把我給吸進去一樣，聲調也放軟了，還透露出些許擔憂。她是真的擔心我。

「發生了一些事，但我不想談。」內在的壓力泡泡都在往我的界線推。我放在大腿上的雙手捏成拳頭，緊握著餐巾，前腳掌也用力踩著地面，做好被她追問的心理準備。那件事我不想說，也不喜歡說，只告訴了幾個非說不可的人和能夠給我支持的人，像是我先生、治療師和某些知己。

「哎呀，跟我說嘛，你可以放心告訴我沒問題的。」她開始刺探，戳刺著我易碎的界線。我在心裡用力地把自己擠壓得好小好小，但還是感覺到自己想往外推。雖然只是一條細窄脆弱的線，但我知道那是我的界線所在，而且當下正遭受猛攻。

「不要。」我搖搖頭細聲說，然後便低下了頭。

但她卻開始猜，而且猜個沒完，最後終於正中紅心，粉碎我的界線，讓我的恐懼成真。她開始說自己的往事，告訴我該怎麼處理、還指出我的錯誤。她一連串的建議都是來自於她自己的經驗，而不是考量我的立場，雖有同情心、但沒有同理。她想當個盡責的朋友、想幫我，但一點也沒用。

午餐結束後，我感到破碎、震撼又脆弱不已，一點都不像沒事的樣子——偏偏我原本還想假裝正常，以為這樣就能讓自己再次完整，殊不知根本完全用錯方法。

▼ **暫停一下，關注自己現在的感覺，評估你此刻有什麼需求，並試著滿足它們。**

修補情緒的界線，才能繼續面對生活壓力

只要受到創傷，你的心理界線就會失守。界線內的是你自己，線外則是充滿他人能量與情緒的真實世界。這條線保護你的邊界，就如同皮膚包覆著骨骼與內臟，而內在的能量場也承載你的情緒。你的界線是逐漸失守，猶如東西生鏽以後，慢慢被侵蝕出一個洞，但也會像爆胎一樣，令你馬上崩潰。就身體創傷而言，界線的破口比較明顯，就如跌倒摔傷時，有形的肌膚就會擦破；而生病就像身體被入侵。此外，意外和手術也會破壞實體界線。

情緒界線能保護你自己的感覺，但情緒創傷會造成無形的破口。婚姻失和、情感上被忽視、遭受口頭暴力和霸凌都令人難以承受。種族歧視、恐同、厭女、仇外、身障歧視、年齡歧視等意識形態也會造成非物理性的傷害。即使加害者沒碰你一根寒毛，你仍會感到受傷。有些創傷（例如被攻擊或強暴）則同時破壞了身體和情緒的界線。

受創後找回界線感，並找到足夠的資源來維繫它，你在生活中會比較有安全感。要達成這個目標，必須先培養身心連結的體現狀態；瞭解自己的邊界，把你和外在世界的分隔摸索清楚。雖然聽到別人的批評指教時，你還是會不舒服，但至少不會太往心裡

去；周遭的人事物擠到你的邊界時，你也會察覺到防線即將失守。想要如此肯定地做出判斷，一定要多多練習，確實感受到自己的界線才行。往後，你會變得更勇於說「不」、「不能再這樣下去」或是「我要離開了」。無論你已忍受好幾個月、甚至好幾年了，也無論你內心有多麻木和痛苦，你都有機會重建防線。

因此，有些成年人決定不再忍受控制自己生活的父母；有些人會挺身面對占便宜的朋友、同事或不尊重人的另一半。總之，要求別人尊重你的界線，永遠都不嫌晚。

釐清自我界線，你就能察覺自己是否在空轉。你會聽到自己說「我好累」、「我沒力了」或是「我實在累得要命」，發現自己是硬撐著在處理眼前的任務，好像肩上壓著很重的東西。這時，請記得重整界線，做些自我關懷、有助於復原的事。照護工作者、社會運動者和志願工作者應該都很熟悉這種感覺。

很多事都有助復原，像是修養靈性、寵愛自己、找人諮商、和親朋好友玩遊戲、烹煮或吃你喜歡的食物、做和緩的瑜珈、找一本書舒服地看、烘焙、和朋友碰面、出去走走……這些都是自我關懷的優質選項。復原活動和體現律動一樣，過程中所體驗的狀態比活動內容來得重要；帶有正念元素更好，只要能滋養身體、心靈就好。不論是自我關懷或參加互助團體，都是為了充飽電力、獲得充分的休息，好繼續面對接下來的人生。生命難以預料，我們不可能永遠避開壓力與刺激，但或多或少可以掌控自己的能量。

捍衛自己的界線

書中探討的方法是用來打下基礎，但你還是需要實際練習，才能釐清並尊重自己的界線。這樣你就能展現自主性，覺得自己有權利也有能力保護界線。每個人都要面對界線被挑戰的難題，比如老闆常在下班後跟你討論工作、父母不尊重你教養孩子的原則，又或是朋友（像瑞秋那樣）熱心過頭，不斷給建議又刺探你的隱私。這些情況發生時，你有辦法為自己挺身而出嗎？對於許多界線曾被侵犯或是沒有這些觀念的人，就不容易了。

我在努力療傷了兩年多後，才終於在健身房為自己和自身的價值觀發聲。在那裡，大家都覺得物化女性沒什麼大不了，而且認定所有人都想追求精實健壯的身材。我厭倦了那樣的氛圍，於是提出要求，希望大家少談論客戶和運動員的外表，但眾人對此置之不理。於是我就毅然和健身房及那兒的教練都斷絕關係，也清楚地說明了原因。

在那之前，我已培養自我覺察的習慣，因此可以明確地知道自己的界線在哪。我勇於向外求助，尋找我所需要的關懷，藉此修補破裂的邊界，並在線內注入了豐沛的能量。過程著實困難，但總是看得到終點與成果。我始終想在健身產業找到自己的力量與聲音，離開那間健身房，象徵我邁出了一大步。

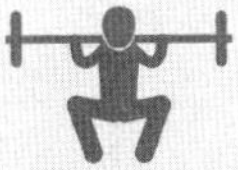

動起來：推開

所有肌力訓練都涉及推或拉的動作，練習這兩種動作對身心健康很重要。推可以教你用身體說「不」，拉則可讓你學會「伸手求助」；它們對於培養自主性很有幫助。

我的許多客戶都無法覺察自我界線，不知該如何拒絕他人過分的請求。我會請他們練習推的動作，藉此培養內感覺，並把這股力量拓展到生活的其他層面。

器材：

- 一面牆。
- 訓練日誌跟文具。

時長：

- 五分鐘。

步驟：

1. 面對牆壁站著，離牆一隻手臂的距離，把雙掌放在牆上，距離略比肩寬。

2. 彎曲手肘，身體貼近牆壁，像在做半程伏地挺身一樣。手肘彎曲，上臂和身體成四十五度角（或更小的角度）。臀大肌和腹肌輕輕發力，撐住自己。

3. 看看牆壁離你多近，體會手掌貼牆的觸覺，注意體內浮現什麼感覺。

4. 準備好以後，對著牆壁往反方向推，力道足以讓你站直。太用力的話，身體會往後倒，所以請控制力道，確保你能穩穩回到站姿。

5．站直後，花點時間，再次觀察你和牆壁間的距離，注意身體狀態的改變。

6．重複三到五次。

7．記錄你的感受，以及你觀察或領悟到的意義。不妨和你的諮商師或治療師聊聊你做這項練習的感覺。

PART 3

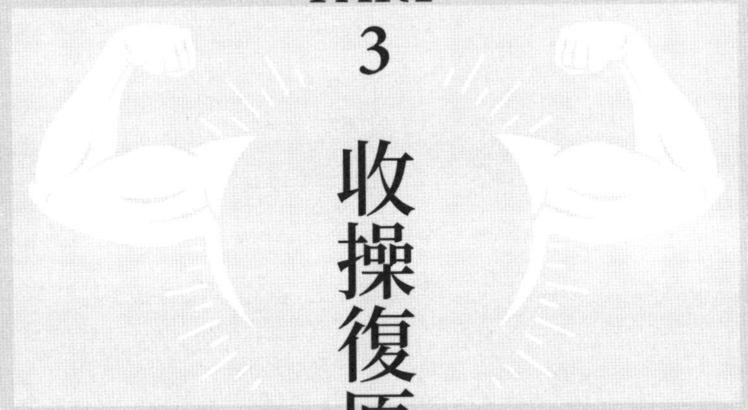

收操復原

復原的過程有助於培養韌性。

你能咬著牙舉起重物；

放下後，也能輕鬆地回到休息狀態。

第十章

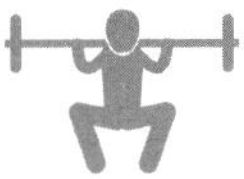

熱情有氧健身操

我第一次做「收操」這件事，是在八〇年代，在我外婆那間雜亂擴建的曼哈頓上東區戰前公寓。收操是高強度運動的最後一個階段，能讓身體從激烈活動進入復原階段，所以最好不要省略。收操有許多功效：防止血液堆積造成暈眩（突然停止高強度活動的話）；緩解運動後的肌肉痠痛；和緩地回到休息狀態，往身心容納之窗的中央移動。

外婆、珍・芳達與我的童年

不過六歲的我並不懂得這些，只知道收操完以後的感覺很好。

我跟外婆葛洛莉雅很親，她二〇〇八年過世後，在我小小的家庭留下了一個大洞。在成長過程中，她每週都到郊區看我，甚至還為此而學會開車。我也會定期去市區找她，跟她一起去現代藝術博物館看展覽，去皮埃爾酒店、廣場飯店喝茶，或去FAO Schwarz買玩具（不過在那裡我沒有想買的東西），也會拜託她帶我去我最愛的沃爾沃斯超市（那裡也有賣玩具，而且充滿想像空間）。我們就像小說家茱蒂．布倫（Judy Blume）筆下的青少年一樣，會去Burger Heaven吃午餐，還會去充滿自動販賣機的餐館，在小小的窗前挑食物。然後，我們會去中央公園的遊樂場玩，最後去John's Pizza或JG Melon吃晚飯。我最愛去找外婆了。

外婆家的客廳很大，有兩個座位區、一張書桌和一架鋼琴，不過沒放電視，因為她覺得這種東西不適合放在客廳。廚房和小房間裡都有黑白電視，我舅舅約翰的臥室也有一台。他患有自閉症，成年後多半跟外婆住，在餐廳兼很多份差，回家後經常在看電視。

彩色大電視放在外婆家的大前廳，大家都會在那兒看電視。前廳和屋裡的多數空間差不多，都是戰前的建築結構配上五〇年代的現代家具，其中一側放了兩張小沙發，中間有一張木製邊桌，桌子的圓角上有飾邊；有黑點的磁磚地板上鋪著黑白地毯，上頭擺了兩張用銅和木頭製成的小桌；沙發區對面有兩個櫃子，外婆用來放她的絲巾、喀什米爾羊毛帽和手套；電視和錄放影機擺在小沙發對面的獨立推車上，絲毫不顯突兀，遙控器則收在抽屜裡。我每次去外婆家，就會把圖書室的梯子當成城堡塔樓，或是在小房間玩絨毛娃娃，或是在前廳看電視。

外婆家的錄影帶只有幾卷，多半是空白帶，用來錄公共電視台的《珍・芳達健身操》（*Jane Fonda's Workout*）。我當時不知道珍・芳達是誰，但馬上就愛上了她的一切，著迷於她的笑容、鬆軟的捲髮，還有那吊鐘花紫色、如拐杖糖般的條紋連身衣，以及搭配的皮帶、緊身褲和腿套。

我被她深深吸引，而外婆則鼓勵我跟著影片的教學一起動。那時才六歲的我，並不會對身體活動感到彆扭，也還沒在體育課上被嘲弄。我活得很自在，可以完全不管旁人眼光地盡情跳舞、玩耍。我毫無保留地跳了珍・芳達健身操，而且跳得津津有味。我依稀記得，外婆也穿上運動服跟我一起跳。等到我變成青少女後，才開始覺得「這些大人都很無聊」。但之前那幾年，我每次去外婆家過夜，都會跳珍・芳達健身操；那股能量至今都還留在我身上。

犁鋤式放鬆法

從影片一開始我就深深受到吸引。畫面上的男男女女都穿著色塊連身衣、緊身褲和襪套，一開始，珍老師會問大家：「準備好要運動了嗎？」然後轉向鏡頭問我：「你準備好了要運動了嗎？」隨著動感音樂，我們踏步、拍手、手臂劃圈、抬腿、翹屁股、輕鬆跳動，讓每個關節都靈活擺動。大家歡慶運動時光，像在參加派對一樣，不時會呼喊「耶」。珍提醒我們，要「感受身體在燃燒」。上下剪刀手是我最愛的動作，我喜歡扭屁股、手臂上下交替往左右兩邊甩。最後的腹肌訓練最令人討厭了，不過我還是會忍著做完，因為我想像影片中的那些大人一樣，頭髮蓬鬆、身材有曲線，姿態又優雅。

我很喜歡有氧運動帶來的活力，也很愛結尾的段落。珍會請大家做「犁鋤式」——這是一種瑜珈動作。躺下後，雙腳和腳趾垂直指向天花板，接著臀部和背部離開地板，讓身體的重量落在肩膀。這時她會說：「現在進到收操階段囉！」在「身體燃燒」半小時後，我總是很期待做犁鋤式。小時候我柔軟度很好，所以能輕鬆地把伸直的雙腳往後延伸，讓腳趾碰到頭後方的地板。

這時大家的雙膝落在耳朵旁，珍會請大家放鬆脊椎、肩胛骨和額頭，好好呼吸。接著，她會伸直雙腿，握住腳踝，和大家一起「一次一節脊椎地」慢慢把腿放下，最後膝蓋貼胸，完全躺回地上。

「不急……」珍會這麼說，然後請大家慢慢坐起身，身體維持前彎，「就像布偶一樣」，一次一節脊椎地慢慢站直。鏡頭會移到珍的上方，讓我覺得她正抬頭看我；大捲髮環繞著她的笑臉，運動刺激身體釋放的腦內啡讓她容光煥發。珍扭扭脖子、深呼吸，最後對大家說：「你表現得真好，感覺超棒的吧？」

「沒錯。」我會自豪地大聲回答。我知道她不可能聽見我說的話，但卻有種得到肯定與認可的感覺。我表現得很好，感覺也的確超棒的！我是獨生女，也是唯一的孫輩，經常自己一個人，所以光是得到珍．芳達的認同，就讓我很開心了。珍讓我心跳加快、肌肉燃燒、腦內啡噴發，看卡通或遊戲節目時，我很少會有這種活力四射的感覺。結束時，她也會帶著大家緩和下來，順利回到日常活動中。所以我繼續在外婆家中玩各種角色扮演遊戲。

休息才會成長

在收操階段，珍．芳達教我們休息與復原，這對健身和療癒都很重要。提升對壓力的耐受度，也是療癒功課的重點；有意識地喚醒身體後，也要有意識地休息，這樣才能培養復原力。

在喚醒肌肉的過程中，神經系統會受到刺激，開始產生連結，進而驅動身體成長，讓肌肉與骨骼強健起來。在有運動的日子，你會覺得比較餓或想睡覺，這就是身體在對你說：「我需要補充能量才成長。」而這些能量，則必須從休息中獲得。

休息時，身體才會開始消化你在健身房、腳踏車和攀岩牆上的訓練成果，使你進步。肌肉不會在你舉起重物的當下就變大，而是要等到你休息、復原後才會成長。身體的活動力也不會在訓練當下就提升，而是要等到修復後才會強化。

處理創傷也是這樣。在諮商、健行或寫日記的過程中，身心仍處於被刺激的狀態，受創的感覺還很明顯。在好好休息後，內心才會有所轉變，才會產生新的體悟。

在結束肌力訓練後，我會透過站姿前彎和動態恢復來重置神經系統。站姿前彎可以刺激副交感神經系統，開啟「休息與消化」的功能，讓身體減緩運動引發的壓力反應

（珍．芳達設計的動作是有道理的）。許多人喜歡跳過收操，我也是，但這五到十分鐘可以讓身體產生休息與復原的反應，以提升肌力和神經系統的韌性，並隨時充滿能量。

壓力是無可避免的，和同事發生衝突、搬家、離婚、得知令人心碎的消息，都會刺激神經系統，使身體釋放壓力荷爾蒙，造成肌肉緊繃、心跳加快，在各方面也都變得比較敏感。這些壓力反應會消耗許多能量，讓你覺得精疲力竭，就像在健身房舉重後一樣。

神經系統總要承受壓力，而韌性就是能以自然的節奏恢復能量。韌性太差的話，就無法在被觸發和休息的狀態間順利切換。請記得，韌性是可以培養的，多多練習就好。

珍．芳達知道，激烈運動和放鬆休息要兼顧。她的健身錄影帶分成初學和進階版本，讓觀眾能按照自己的步調進行。兩種版本一開始都是透過暖身慢慢喚醒身體，然後針對手臂、核心和腿部重點訓練，最後收操。按自己的節奏運動，代表你尊重自己偏好的強度，不會太過勉強；尾聲時，珍會提供緩和方法，引導你回到身心容納之窗內。

動態恢復法

對某些人來說，休息是很可怕、辦不到的事，需要花時間練習，才能安心放鬆。我有些客戶喜歡在運動結束後躺下、照指示做伸展，甚至進行一些能量冥想，但也有些客戶無法忍受這個程序。我有段日子也是這樣，完全停不下來、無法休息；明明累得要命，卻還是不斷窮忙。其實，刻意停下來會讓人感到極度脆弱、難以承受，也會使你想起面臨威脅時束手無策的感覺，造成焦慮或恐慌症發作。

除了上述的個人感受外，美國文化也比較推崇多做事、少休息。有能力多做的人，大家總會說你很棒；但懂得適當休息的人，卻很少獲得獎勵（當年我一週訓練十次，從來沒有朋友或健身夥伴叫我歇一歇）。提到神經系統對威脅的本能反應，許多人就是認為「戰或逃」比「停」來得高尚；遇到壞人時，沒能逃跑或擊退對方就是丟臉。事實上，人類在演化過程中，已發展出各種自保的辦法，著實很令人讚嘆。

各位也應該慶幸，我們並不是只有「時時忙碌、不斷訓練」和「完全靜止」這兩種極端的選擇，高強度運動和停下來休息之間有一道連續性的光譜；各階段的刺激程度接不相同，在收操時便能探索體會。

在繁忙的生活中，若想學會休息的技巧，就要從事強度適中的活動，這有時也稱為「動態恢復」。走路、健行和瑜珈能活動身體，也能促使神經系統進入休息狀態。簡單來說，可以說話、用鼻子呼吸的活動，都能達到這樣的效果。我的客戶莎拉每次上課到尾聲時，就喜歡用划船機或走跑步機，一邊活動、一邊恢復。對於停不下來的人來說，這個方法有助於體會當下的感受，未來就比較能處理壓力，哪怕是面對壓迫或受到創傷。

有氧運動會讓你心跳加快並穩定維持下去；從事間歇運動時，心跳會在高低檔之間擺盪。如果今天的運動目標是復原，那就該要維持和緩的心律，最後我會教大家計算的方法。若你想從事中強度的運動，但沒有心跳監測工具，就謹記以下原則：不要太激烈，有流汗或是呼吸變得明顯就好，但不要喘到無法說話。有過敏或感冒、很難用鼻子呼吸的話，就不要讓自己太喘。

我也要再次強調，休息和累癱是不一樣的；後者代表你把自己操到耗竭，身體必須動用平時儲備的緊急資源了。休息時，身體其實仍在運作，它把你在活動中所學習和處理的事務整合到心智當中。有時為了求生，你必須累癱才能完成任務，但要設法休息、讓身心復原，才能活得精彩。

在各種有氧動作的刺激後，珍．芳達並沒有丟下觀眾，反而透過一連串的收操動作，帶領我們從激烈運動中回到休息狀態，進而增強生命力。是她教我復原的道理，而現在換我來引導大家進行。

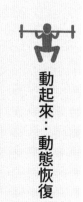

動起來：動態恢復

在激烈運動後或經歷不順的一天，身心都會承受壓力，所以做好復原是很重要的功課，這樣才能促成神經系統的正常運作。要達成這個目標，最好的方法就是強度穩定的心肺運動，這種動態恢復法我在上課時很常使用。

在訓練結束後，進行十分鐘的有氧運動最好。如果覺得太累的話，先做一分鐘，再隨著體能的進步逐漸增加，直到能做十分鐘爲止。

強度穩定的心肺運動也可以當做獨立的運動項目。生活壓力大、有慢性疲累症候群或睡不好的讀者，可以多走走路、做瑜珈或騎二十分鐘的腳踏車。這些運動能輕微地刺激神經系統，讓它恢復到休息的狀態。不妨找有興趣的人跟你一起運動，除了促進人際交流，復原的效果會更好（這對於照護工作者非常重要）。

有些人卽使處於靜止狀態，也無法眞的休息、難以放鬆。這時不如試試心肺運動，爲期兩週，觀察自己在運動和休息的日子分別有什麼感覺。

在此我提供兩個方法，讓讀者判定在進行心肺運動時的強度。第一是用心率監測器或其他計算法，其次則是用呼吸當指標。有些人喜歡用數字找到規律感和固定的指標，但有些人不喜歡這樣斤斤計較。無論如何，挑選適合你的方法。設定好目標心率範圍後，再選出你喜歡的有氧運動去實驗看看。

方法一：計算心率

器材：

- 計算機、碼表或心率監測器。
- 筆記本。

時長：

- 計算目標心率需要五分鐘。

• 運動時間至少十分鐘。

步驟：

• 在平靜的狀態下（比如早上剛醒來還躺在床上時），量量自己的脈搏。把左手的食指和中指放在右手腕的脈搏點上，或是脖子右側，看看十秒內心跳有幾下，接著乘以六，就是你的「靜止心率」。

• 接下來，用二二〇減掉你的年紀，得出「最大心率」；接著再減掉靜止心率，就是「儲備心率」。

• 在強度穩定的心肺運動中，靜止心率加上「儲備心率的百分之四十」，就是目標心率的下限，而靜止心率加上「儲備心率的百分之五十」，就是目標心率的上限。

舉例來說，某位四十五歲的人，醒來時每分鐘心率是六十五下，心肺運動的目標心率就是：

220 – 45 = 175（最大心率）

$175 - 65 = 110$（儲備心率）

$65 + (0.4 \times 110) = 109$（心肺運動目標心率的下限）

$65 + (0.5 \times 110) = 120$（心肺運動目標心率的上限）

所以，若他要做強度穩定的心肺運動，目標心率就是每分鐘一百零九到一百二十下。

方法二：穩定呼吸

器材：

- 無。

時長：

- 至少十分鐘。

步驟：

- 在做動態恢復時，身體動起來就好，但不要喘到無法說話。以這樣的節奏為原則，選一項活動，並在適當強度下維持至少十分鐘。

- 如果是在訓練結束後進行，請規劃十分鐘的穩定強度心肺運動。可以選用任何種類的心肺器材，繞著公園、社區或購物中心走，可以把通勤路程的部分或全部改成用走的或騎車，也可以游泳或走自家、辦公室的樓梯。總之，請選一個你能用穩定節奏進行至少十分鐘的活動，讓身體努力地動，但也要能說話。盡量用鼻子呼吸，因為這有助和緩神經系統；要是喘到沒辦法講話，請換一個比較簡單的活動。
- 如果把有氧當成獨立的運動，請以十分鐘為基準，每週增加五分鐘，目標是能維持半小時。

第十一章　為了快樂而運動

許多沒在運動的家人和朋友都問過我：「你是怎麼做到的？」就連我那愛聊天的眼科醫生弗里德曼都會問我健身房的事。他人很好，對工作很有熱情，我也知道他痛恨上健身房。我二〇一七年八月去找他看診時，兩人聊了起來。

「你還在玩健美啊？」弗里德曼醫生邊問邊撐開我的眼睛，用一個閃亮的手持式裝置朝我眼裡看。他有種可愛的滑稽感，習慣這樣閒聊，但我也知道，他在為待會兒要說的話鋪梗——他總會說，運動這種事他實在很受不了。

「有，是健力，不是健美。」多數人並不知道健美、舉重和健力其實是不同的運動。除非有人問，否則我並不會主動提起它們的差異，因為解釋起來會很無聊，而且我也怕別人會覺得我在賣弄。

「健力……健美……真的有差？你還有在練？」他並沒有問差別在哪。

「對啊，我現在都是自主訓練，還有在教別人喔。」

「真的？那很棒耶。我也會上健身房，但超討厭去，討厭死了。我們為什麼要這樣逼自己呢？」他連氣都沒換，就迅速繼續發表一如往常的長篇大論：「原因我是知道啦，因為非逼自己不可嘛！不過你好像很喜歡耶，你有請教練嗎？我有，但我是非去不可，而且每次都覺得累到不行。你是怎麼讓自己喜歡上這件事的啊？我看得出你是真的很喜歡！你是怎麼辦到的？」他很真誠地問，而我則當成是激問句一笑置之。

「我是說真的！要怎麼做才能喜歡上這件事？哎，我可能沒辦法吧，但我還是會去就是了。」他繼續說。

「喔！」我這才發現他是真的希望我回答：「嗯，但你還是有持續去上課，對吧？這樣很好啊，但要慢慢來。我只是找到了一件很喜歡的事。你說過，你很喜歡研究眼睛。你很投入於這份工作，不僅很少休假，看診時也都很開心，是真心想幫助病人。」

「的確，我是真的很喜歡研究眼睛。」他停頓了一下，抬頭吸了口氣，露出有點憂愁的微笑，然後又繼續檢查。

找到你運動的動機

擬定新的運動計劃或健康目標後，就要逐步執行、養成習慣。這當然不容易，但美國人很不願意承認這點。每到一月一日，我身邊的親友和臉書好友都會公開宣示自己的決心，今年就要開始規律運動！那時健身房的人潮總比其他十一個月來得多，連用深蹲架都得排隊，也必須快狠準才搶得到十公斤的啞鈴。但到了二月，我根本就不必再擔心人多。根據國際健康及運動俱樂部協會（International Health Racquet and Sports Club Association）的資料，健身會籍有百分之十一是在一月賣出，但到了二月，就已經有八成的人忘記規律運動的新年新希望了。[1]

看診結束後，我跟弗里德曼醫生繼續去做自己喜歡的事；他看病人的眼睛，我去JDI槓鈴俱樂部訓練。「那件事」發生後，已經過了兩年半，我仍持續上健身房，仍舊喜歡訓練，背不再發疼，PTSD症狀也有改善。我很訝異地發現，自己默默地完成了許多目標，不僅拿到美國國家運動醫學會（National Academy of Sports Medicine）的教練執照，也更深入創傷方面的研究。我開始在JDI教課，還開發了創傷知情的肌力訓練課程。

「我是怎麼辦到的啊？」我自問，回想起和醫生的對話，不禁被他當時的語速給逗笑。我確實做了許多努力，像是去找諮商師、接受肌力訓練、吸收相關知識，而朋友的支持、為家人著想的心，還有我自己的毅力也都是關鍵。我試著釐清、探索自己的需求，試著在運動中找到快樂。我以前很討厭健身房，但後來就愛上了。

許多健身工作者都有其他運動背景，至少他們小時候也覺得體育課和下課時間很好玩。但我念初中時，午餐和下課時間都躲到美術教室，體育課也總是在默默祈禱，希望不要被老師和同學注意到。到了高中時，我巴不得能脫離自己的身體，更不要說去運動了。成年後，我之所以願意按照醫生的囑咐去健身房，完全是因為疼痛沒有別的解方。直到三年後，我才對自己的能力有足夠的自信，開始比較願意去運動，最後也在健身房找到了喜悅，以及為我帶來轉變與療癒的人際關係。

「但別人呢？他們為什麼會願意去運動？」我非常好奇。因此，我會評估客戶的動機，並根據他們的生活方式客製運動菜單。這是我的職責，但我沒辦法細部瞭解他們其他方面的需求，更不可能跟每個上健身房的人混熟。我在ＪＤＩ會跟一些健友聊天，但通常不會主動開口，在公共的運動中心就更不會了（我都是在那兒做動態恢復），畢竟大家都是帶著耳機、安靜地運動。

我知道自己為什麼而動，但並不瞭解其他人為什麼願意持之以恆，在疲累、忙碌、壓力和慢性疼痛的包夾下持續運動。我不知道他們生命故事的細節，但他們和我一樣，總會定時出現在健身房，我想其背後應該也有不為人知的原因。我們都只是凡人，但會排除萬難、一再踏進健身房，想必是有自己的理由。

我對運動的態度歷經了一百八十度的徹底轉變，所以我能從獨特的視角，幫助大家建立長遠又紓壓的運動習慣。無論是去健身房、公共運動中心、去公園走路或郊外健行，我都希望你能發自內心、為了自己而去。

維持動機的四大祕訣

麗莎．路易斯（Lisa Lewis）博士是擁有運動心理學背景的諮商心理師，透過身心這兩個領域的綜合研究，她也協助健身工作者發展並深化專業能力。我們是在波士頓的一場研討會上認識的，當時路易斯博士前來發表她的研究報告：如何幫助客戶找到動機、維持運動習慣。

我跟她提到我的背景，希望她能幫我去理解，究竟是什麼原因，讓我從逃避體育課的壞學生，化身成為運動推廣大使。在談話過程中，我們歸納出了幾個結論。

坐而言不如起而行

首先，你總要踏出第一步，才能開始運動。我是為了讓背好起來才去找健身教練，其實我心不甘情不願，但我已經沒招了，畢竟整天躺著也不是辦法。有些人也是因為醫生下令而踏出第一步；有些人是收到折價券而去試上飛輪課；有些人是為了參加路跑活動而開始練習，或是為了通勤而騎單車去上班。為了自己開始運動——就是這麼簡單。即使你會半途而廢，必須從頭來過好幾次，但誠如麗莎所說：「只要願意嘗試，就能給自己一個機會。去找你喜歡做的事，久而久之，就能晉身為運動咖啦！」

夥伴很重要

麗莎接著談到：「我經常向健身工作者強調，『關係』才能讓客戶進入狀況。就跟諮商一樣，不管你偏好哪種療法，跟個案的相處過程會決定最終的成果。一對一的教練課也是如此，融洽的關係在其中扮演很重要的角色。」

這是我們歸納出的第二個結論：關係能讓我們感受到連結，這對療傷有益，即使是在健身房也不例外。除了諮商師，醫師和物理治療師也越來越重視良好的醫病關係。[2]舉例來說，許多人都有慢性下背痛的問題，這可說是全球最普遍的身體病痛。[3]而研究顯示，物理治療師和病患的治療關係越穩固，疼痛就更能緩解。雙方有良性的互動，治療效果就更好；患者的身體功能會慢慢恢復，疼痛也會緩解許多。[4]

我帶著沉重的包袱，卻能安心地去健身房，是因為大艾德為我創造了安全的空間，讓我願意去「把組數做完」。這種模式確實有效。一開始我真的很討厭去運動，不過跟艾德一起訓練的那一小時很有趣，動完後我也會覺得暢快許多。

在健身房找到療癒的關係，當然是非常美好的體驗，不過，能讓人感到輕鬆愉快，就是合適的運動空間。弗里德曼醫生明明很討厭運動，但還是持續去健身房，也許是因為他和教練的關係很融洽。我先生大衛就是這樣。當然，他喜歡讓自己維持在健康、有活力的狀態，但他之所以常去健身房，是因為能和教練喬治一起訓練。在COVID-19疫情期間，紐約市的健身房關了好一陣子，大衛明明可以使用我布置的居家健身房，卻還是意興闌珊。「我好想喬治喔。」有天我問他要不要在家運動時，他這麼說。在下一章，我們會探討這個主題：在健身房、瑜珈教室等場所和他人建立連結，能讓你有安全感和規律感，成為你運動的動力。

對自己的潛力抱持好奇心

就算沒有教練或老師，你還是能保持希望、邁向成功。有些人喜歡獨自運動，有些人請不起教練，但至少他們能藉此加深和自己的關係。「保持好奇心，找出自己的強項和喜歡的事情，」麗莎說：「有些人身體的活動度很強，又喜歡伸展，那不妨從瑜珈開始，之後再練習跑步。」

如果你跟我一樣天生力氣大，那或許會對肌力訓練感到好奇。小時候跳過舞的人，那不妨試試芭蕾提斯、Zumba或社區運動中心的舞蹈課。喜歡快速移動和自由感的話，可以去騎腳踏車或跑步。懷念公園的攀爬架嗎？那不妨參加街頭健身團體。從你最愛的活動和強項著手，發揮好奇心，就能找到更多喜歡的運動。

創造你自己的喜悅

跟麗莎聊天的過程中，我才發現，開始練奧林匹克舉重後，我的運動態度變得更積極了。我把原有的強項練得更好，還培養新技能，讓自己能舉起更大的重量。在過程中，我得到好多快樂，所以更加努力地投入訓練。八年來我持續運動，也試過跑步、划船和瑜珈，最後終於找到了喜悅的來源：槓鈴。

在遇到槓鈴前，我都把度假視為擺爛的時光，所有的例行事項都丟下不管，包括買日用品、做家事、上健身房等。但在健身中找到快樂後，我就會把運動放入假期的行程當中；到不同的城市看看當地的槓鈴俱樂部，就成了旅途的樂趣。每到一個健身房，我會買單日票入場體驗，並購買他們的運動衫當紀念品。就算是去迪士尼樂園這樣的家庭旅行，我也會在早上六點先去運動，再繼續當日的行程。健身房總會有幾個想法跟我類似的家長在享受獨處的時光，結束後才會戴上米老鼠耳朵，頂著佛羅里達州的大太陽，在洶湧的人潮中排起漫長的隊伍。事實上，運動可以安定心神，這樣我才能面對迪士尼樂園那些刺激的遊樂設施。

想要從內心找到動力和鍾愛的運動，就必須踏出第一步，對自己的能力抱持好奇，創造屬於自己的喜悅。想要培養有益身心健康的運動習慣，就不能太著急；起初的嘗試總會有令人不快樂、不自在的一面。有時運動的治療效果確實會大過於樂趣，畢竟它是一種調理身體的過程。維持好奇心，持續嘗試不同的活動，最後一定能找到令你喜悅的活動。從已經熟悉的項目著手，對陌生的運動保持好奇，這樣就對啦！

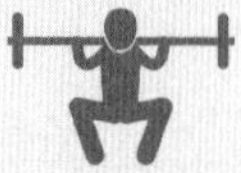

動起來：探索自己的力量

要應對生活中的壓力，就要善用內在的力量，這樣人生就會更有成就感。除了你擅長的項目，也包括你自然而然、一直很喜歡做的事。若想從事新的運動，但不知從何著手，這是很好的靈感來源。培養內在的力量，你就會感到自信而有力，不再覺得困在疲弱與痛苦之中，所以也有助於療傷。在這項練習中，你會瞭解該從何開始培養長期的運動習慣，接著認識並善用內在的力量，最終便能舉起生命中的各種重物了。

器材：

- 筆記本。
- 可以安靜、舒服坐下的地方。

時長：

- 二十分鐘。

步驟：

花點時間體會墊子、椅子或地板支撐著你的感覺，讓自己的重量沉入地面，

然後回答以下問題：

1．你這週做的哪件事讓你最開心？
2．你這輩子做過的哪件事讓你最開心？
3．你這輩子做過的哪件事令你感覺最輕鬆或最自然？
4．你現在是否有規律地在做哪些事或練習？
5．你做這些事的時候有哪些步驟？有固定的時間嗎？爲什麼喜歡？

接著，看看這些活動的特點以及所需的技巧，而後者就是你的力量。你喜歡這些事情，所以自然容易上手。接下來想出跟這些特點和技巧有關的運動。有時關聯頗爲明顯，譬如愛聽音樂或演奏樂器的人喜歡跳舞。有時不容易辨識，但還是有無限的聯想空間：如果你喜歡跟他人合作，可以加入球隊或跑步社團。記得想想，在你目前從事的活動中，有沒有達到體現狀態，有沒有關注身體的感覺；它們有沒有爲你注入力量、提升你的自主性？

在思考這些選項時，請注意自己內在的感覺。哪些活動能激起你的好奇心，讓你覺得很享受？有哪些活動會讓你一想就感到愉快？

找出你願意嘗試的活動，並開始做準備。回頭去重讀初步評估清單，看看訓練前的先決條件。嘗試後覺得不適合也沒關係。保持好奇心，然後再試其他的活動就對了。

第十二章

在關係中受傷、也要從關係中復原

我們和周遭的一切都有關聯。一個人的行為會影響到相關的人事時地物，在遭遇創傷時，這樣的情況又特別明顯。我們受創時，經常會退縮、失控、挑起衝突或搞失蹤，這些行為會掀起漣漪，影響到身邊的人。

開始療癒創傷後，行為會再次改變。我們在前面已探討過，療傷能強化你對自我界線的覺知。你也會找到方法，讓自己的聲音被聽見，並獲得行動的力量，也能相信自己與他人。你內在發生的改變都會影響到你和他人的關係。所以，人際關係有破損的話，就要去修補，因為我們都需要與人有深厚的交流，想跟人有所接觸。

不需要等傷口好了再行動。透過互助或治療團體，就能建立人際連結；找個能和你融洽相處的諮商師，或和你在乎的人聚聚、培養感情。畢竟你不是獨自一人在真空中療傷；在療癒的路上，你會需要旁人帶來的動力與支持。

在「那件事」之後，我覺得自己成了怪物，每天遊走在身心容納之窗的邊緣，很容易就會被觸動、感到無法負荷，並因此失控，就好像我心中最黑暗、最惡毒的角落全都浮上檯面。只要是會刺激到神經系統的壓力源，都會使我爆發，像是說話音量太大、有人請我幫忙、計劃改變等等。偏偏我又不知好歹地不斷訓練，不願充分休息，導致自己特別容易崩潰。我把所有的身體系統都逼到極限，從來不好好花時間復原。沒有療癒的創傷、過度訓練的行為，都使我承受高壓，使我沒有足夠的能量面對生活。我覺得活在這世上不安全，所以每天都待在健身房苦練，卻忘了身為人最基本的需求。

我心中充滿憤恨，對最親近的人抗拒得最用力，會對我愛的人大吼、說出傷害他們的話，還會直接起身離開房間或出門，一走就是好幾小時。我知道這只是情緒到了臨界點，但還是深怕會徹底失控，內心擺脫不了惡意。大家都知道我不太對勁，但沒有人知道該如何幫忙，我自己也不曉得該怎麼辦。

我確信自己每次爆發、搞失蹤，都會傷害到家人，所以又覺得更痛苦，同時也繼續被創傷折磨。我知道身邊的人都無法安心地與我相處，因此我刻意與他們疏離、減少密切的往來，但最岌岌可危的是和我先生的狀況。旁人看到現在的我們，應該很難想像當時的慘況吧。

我和大衛的故事

「你們簡直是模範夫妻，我真希望能像你們一樣。」某天我們共度浪漫晚餐回家後，二十多歲的保母這麼說。當時大衛對我說了一句甜蜜肉麻的話，然後就離開前廳去看女兒了。我和大衛感情穩定、非常恩愛，還有一段書呆子的愛情故事：二〇〇二年，我們在書店認識，馬上就受對方吸引。在接下來的二十年間，我們一同成長，也喚起彼此溫柔的一面，個性逐漸變得柔軟。我們的婚姻生活充滿彈性，兩人總會臨機應變，不會死板地分配家務。按照當下的狀況靈活分工，這樣才能給予對方支持，一路相伴走到最後。不過說穿了，我們就真的只是很喜歡對方，也真的很享受彼此的陪伴罷了。

「哎，謝謝你。是啊，我們真的是滿穩定的。」其實我不太確定這樣回答夠不夠清楚。我眼前這個可愛的年輕女孩有雙渾圓大眼，金色的長捲髮像迪士尼公主似的。我有股衝動，想委婉地跟她分享自己一路以來學到的經驗：堅定的感情跟浪漫童話故事並不一樣。在故事裡，主角只要打敗惡龍、妖精或壞皇后，就能重逢並「永遠過著幸福快樂的日子」。相較之下，我和大衛的故事不像童話般那麼光鮮亮麗。相遇後，經過多年來實實在在地努力，我們才得到如此平凡的浪漫。包括那位保母在內，大家現在看我們，會覺得相處上輕鬆愜意。我們的確是很相配的一對，但也是經過許多掙扎才走到這一步。

我和大衛都沒有什麼神奇的魔力，我們各方面都有所調整，才建構出良好的關係。正如房子要一磚一瓦地蓋，還必須時時整理，才能成為舒適的避風港。我繼續說下去：「我們也會有不太順利的時候，還一度覺得快分開了，所以我們才每週都安排浪漫的約會行程。」

「哇，」她渾圓的雙眼睜得更大，嘴巴也跟著張開：「還好你們撐過來了，你們真的很幸福耶。」

我和大衛從來都不是和氣相處的那種伴侶。我們交往四個月後同居，不久就開始吵架。我覺得他老是把襪子丟在客廳，就是不尊重我的存在，但他說沒有。（十八年後的現在，我終於屈服了，他的確只是想亂丟而已。）

可想而知，住在一起將近二十年，一起吃飯、看書、看電視，我們之間有許多比亂丟襪子更會惹毛彼此的事。兩人是不同的個體，有不同的習慣，遇到問題時也有各自的解決方式。許多爭執點其實很小，譬如我用完浴室和廚房後，常會在洗手台邊的地板上留下一小攤水（至少我自己是覺得很小啦），但就是任性地視而不見，大衛踩到那攤水時，總會抱怨幾句。他每個晚上都負責洗碗，但常常會不小心留下一兩個鍋子，導致我隔天要做午餐時，得先花時間去刷鍋面上的殘留物。

我們的某些習慣都在消耗彼此的耐性。譬如大衛的時間觀念很隨性，偏偏我對時程安排就是很嚴格。另一方面，我不是很能接受批評，如果大衛對我做的某些事有意見，就可能會惹怒我。

我們個性不同，也不時產生衝突，但並不會對彼此積怨。我們會想辦法把話說開。我和大衛不會在衝突當下就想解決問題，而是會設法降溫。暫停一下我才會說：「我想跟你討論一下時程安排的事，現在可以嗎？還是要等到吃完晚餐？」我在時間方面提供了選項，擴大了對話的空間。大衛則可能對我說：「我是真的想知道原因，趕快把問題解決——你當時在做什麼，為什麼會在洗手台旁邊留下一灘水？你有注意到嗎？」為了創造討論的空間，他不會指責我，而是想跟我一起找出有效的解方。暫停、發問、認真聽對方的答案並尊重彼此的界線，都有助於解決問題、繼續向前邁進，這跟在健身房上課是一樣的。

相愛容易相處難

我們開始交往後，才慢慢學會協調和溝通。我們還做過婚姻諮商，在過程中學到良性的相處之道。

身旁有榜樣，或在照顧者、朋友或老師身上看到正向的言行，我們與人相處時才能做出有建設性的回應。要是你正在與創傷奮鬥，情況會難上千百萬倍，因為你必須重新定義與他人相處時的安全感。我自己就學習了好久，才能夠在與人相處時有安全感（就對連自己的丈夫也不例外）。接著我開始練習有效的問題解決法，並針對衝突展開對話。

我罹患PTSD大約一年後，我們去做了伴侶諮商，並花了幾個月的時間，讓我在婚姻生活中有安全感。在晤談過程中，我們都非常誠實，和諮商師討論各自己的生活心得。諮商師會派給我們一些功課，有些要兩人共同完成；其中最花費心力的，就是每週要選一天約會。我必須對大衛有信心，相信他不會走遠，好讓我培養對於周遭世界的安全感。而大衛則必須練習陪在我身邊，和我保持情感上的親密度。我們始終誠實地面對彼此，也維持每週的約會儀式，最終我的安全感才慢慢開始恢復。

對有些人來說，去做伴侶諮商不是個好預兆，但我和大衛並不排斥藉此求助。我們沒有參加教會的婚姻輔導，也沒有可信賴的朋友能請教婚姻問題。所以，我們決定透過諮商來建立彼此交流的基礎，以呵護我們的感情。我們每週都去，直到諮商師與我們達成共識：修補關係的目標已經達成。直到現在，我們還是維持每週約會一次的傳統，不僅玩得開心，也總是很期待。

二〇一五年的一個傍晚，就在我們從伴侶諮商畢業後的不久，我看著餐桌對面的他，接著勇敢地說出：「我真的好無奈。我從來沒想過婚姻竟然這麼難。」雖然我心累，但也說出了真實的心聲，而且臉上帶著微笑。我們已打下夠穩固的基礎，所以我才能放心地說出實話。事實上，這就是我們努力的成果。

「真的嗎？但小說中都有婚姻觸礁的情節。」大衛是真的很驚訝。

「才沒有，我讀過的都不是這樣，我看過的故事都是兩人排除萬難後就在幸福一起，沒有人說接下來要維持感情有多辛苦。」除了《傲慢與偏見》外，所有浪漫愛情喜劇都是這麼演的。當時我並不知道大衛在講的是哪些小說，但現在回想起來，也覺得自己那時的反應很怪。其實我不愛看珍．奧斯丁的書，也不信愛情童話。我喜歡看成長故事和回憶錄，內容都和韌性有關，當中有些人會幫助主角達成目標，而主角也會失去一些人。這些故事都呈現了人與人的交互關聯，讓我瞭解到，發生在自己身上的事也會影響到人際關係。有時它們能加深連結，像我和大衛的婚姻關係；但有時，關係則會因而斷裂，讓人覺得非常遺憾。

▼ **暫停一下，關注自己的狀態，雙手分別放在腹部和心上，感覺椅子從下方支撐你的重量。**

在關係中才能恢復安全感

對療傷而言，與他人的連結感很重要，無論是去看諮商、上健身房或在餐桌上與人共享美食，都有助於建立關係。別忘了，研究顯示，不管是就醫或接受照護，治療的效果不只取決於醫療手段，也取決於病患和治療者的關係。從身體的角度來看，這就是「共同調節」(co-regulation）的原理，也就是人際連結的核心。

共同調節是一種生物心理學上的作用，意思是兩個人的神經系統以必要的方式交會，創造出安全感；而安全感正是療傷的必備條件。

話雖如此，如果你曾被他人傷害，共同調節反而會讓你感到危險。要是你覺得孤單，但無法與他人連結，神經系統會延續你處於危險時的回應模式，使得壓力荷爾蒙（皮質醇）升高，導致你進入受刺激的狀態。情緒被觸發時尋求連結，並沒有辦法獲得可靠的療傷效果，因為你無法好好說話或深度傾聽，反而會挑起爭端、行為失控或刻意做些引人注意的事。另一方面，有些人面對創傷帶來的寂寞時，則會更加退縮並將自己孤立。[1]如果是這樣，就代表身體並沒有察覺到當事人已存活下來、安然無事，所以才會繼續維持求生、自我保護的狀態。

有些人在受創後無法再相信他人，但共同調節是營造安全感的關鍵，而安全感又是療傷的必要條件。看起來是兩難的困境，不過別太悲觀，只要找到一段單純的關係，就可以踏出療傷的腳步了。譬如我找到了一位能給我安全感、跟我有所連結的諮商師，也相信她擁有必要的專業技能，確實可以幫到我。如果雙方都能在正向的關係中展現真實自我，那就可以共同調節，無論對方是朋友、同事、同學、教練、運動夥伴，甚至是寵物都可以，不一定非得是伴侶或諮商師。

療癒的關係不一定要繞著你受傷的故事打轉，譬如在靈修團體、舞蹈教室、藝術課程、瑜珈教室或健身房都能找到朋友。我有一些朋友參加了團體健身課，在夥伴的支持下而戒酒成功。我還有一個朋友在做大重量胸推時，拜託一旁不認識的健友來當捕手，而訓練後兩人便成為知己。身為教練的我，見證不少人在健身房找到一輩子的朋友和夥伴。

各領域的朋友都可以是療傷的夥伴

我們在體現律動中所運用的能力，也有助於改變或療癒關係。我花了一些時間練習自我覺察，才找回與大衛連結的感覺。創傷會讓我們覺得，自己與至親好友的連結斷裂了，就算是最堅實的基礎也都被撼動了。

話雖如此，有些關係可能無法修補，也不該挽回。我的某些友誼並沒能撐過我受創後的餘波，不過這倒也不是壞事。

我分享自己的婚姻故事，並不是在開處方箋、告訴你該怎麼做，只是想以實例讓大家知道創傷對關係和人際網絡造成的影響。

如果你能和伴侶或夥伴一起面對困難，相信對方會支持你去挑戰極限，並在你一團亂時伸出援手，那麼雙方就能建立信任。我還記得，自己站在健身房的自由重量區，和現場唯一的女性對到眼後互視而笑，雖然沒有說話，但知道彼此有種舉重姊妹的情誼。那瞬間，我整個人安定了下來，在充滿刺激的環境中找到了安全感。發現有人看見你、懂你的感覺真的很好。

你會看這本書，也許是想開始自主訓練，那麼除了獨自練習以外，也可以接觸一些與創傷無關的社群。問問自己你喜歡什麼？你有沒有想學什麼？外語、舞蹈、瑜珈、演說、占星和靈氣等，都是我會推薦的非健身課程。如果想找和療癒比較直接相關的社群，也有各種互助和治療團體可以參加。有些人就是從匿名戒酒會獲得支持與連結，也有人是去參加療傷聚會，修補過去受到的傷害。

復原並不只是某些部位回到正常狀態而已：肌力訓練結束後，身體不僅會感到舒暢，也會變得更強壯。從創傷中復原也是一樣。創傷事件是無法改變的事實，重點是能否把它內化成生命的一部分，不要讓它主宰你的人生發展和人際關係。為自己拓展出足夠的復原空間，要讓心情變舒暢、也要變得更堅強。創傷撼動了我和大衛的關係，但我們付出努力、共同成長，直到現在都仍持續進步。我們彼此和共同的生活，都更加精彩豐富了。

動起來：練習共同調節

臨床社工師（LCSW）黛比・黛娜（Deb Dana）專門幫助受創者在安全的情況下，探索並解決創傷造成的問題。套句她的話：「共同調節是正向關係的核心，不管是同事情誼、堅定的友誼和親密的伴侶關係都有效。它有助於建立生理上的安全感，進而使人獲得心理上的安全感。」[2] 換句話說，如果能順利地與人共同調節，就比較能得到安全感，把自己從身心容納之窗的邊緣推到中間。

說話的語調、臉部表情、肢體語言和觸碰，都會讓神經系統產生連結並促進共同調節。連結產生後，自主神經系統也會跟著同步，讓雙方都獲得平穩靜心的感受。

針對這項練習，我提供兩種方法，第一種是找人一起療傷，當然前提是你要有興趣。我剛受創時，在任何人身邊都覺得不安全，必須找能信任的諮商師幫我療傷。在身陷危機時，我們最需要諮商師等助人工作者的協助，但要找到合適的人選也不容易。第二種做法是找你認識的人，取得對方同意後一起練習共同調節，最好能面對面進行，但如果沒辦法，用視訊也可以。

方法一

器材：

- 筆記本、文具。
- 電腦（要有網路）。

時長：

• 不限。

步驟：

1．寫下你心目中的療傷夥伴應該具備的條件，譬如：

• 治療方式（諮商、身體活動、能量冥想或健身訓練）。

• 成本（自費、特惠價或保險給付）。

• 重點處理項目（悲傷、飲食失調、藥物濫用或性創傷）。

• 性別、年齡、個性或其他你偏好的特徵。

• 活動地點。

2．列出條件後，開始在網路上找合適的人選，越精準越好。最好從你偏好的治療方式中找出相關的組織，因爲它們多半會提供專業人員的名單。你也可以從正在處理的議題爲出發點，尋找特定的資源來解決。

3．一一記下符合條件的人選，然後考慮對方所在的地點、你的財務狀況等現實因素。你應該會刪掉名單上許多人，這時就要適時放寬條件。

4. 在理想狀況下，你應該會找到兩、三個合適的人，接下來就預約初談，這過程需要十五分鐘到一小時不等，並會透過電話，視訊或當面對談，而且有許多人不收費。你可以藉由這個機會大致認識對方，評估一下合作後的情況。

5. 在每次初談前，都請花點時間安定身心，體會腳下的表面和椅子支撐你的感覺，並關注當下的狀態和感受。

6. 做好準備，在初談時告訴對方你來尋求協助的原因，也別忘了問服務方式與細節，譬如對方的背景、跟客戶碰面的頻率與時間、特別規定等等。專心聽他們的解說，並在過程中持續關注自己的狀態與感覺。

7. 初談結束後，再花點時間注意自己的感覺。

8. 根據每個人選的條件和你初談結束後的感受，選出你最想合作、互動最有默契的專業工作者。

方法二

器材：

- 你認識的人，而且讓你有安全感。
- 如果無法實際見面，必須準備視訊工具。

時長：

- 五分鐘。

步驟：

1. 無論是站是坐，開始前，你們最好都先覺察一下自己的狀態。花點時間，利用內感覺去關注身體的狀況和當下的感受。是否有任何知覺、畫面、衝動或情緒浮現呢？如果有的話，請好好關注。
2. 找到有助於建立連結、舒服自在的姿勢，在練習中全程維持。比如在面對面的狀態下，你們可以觀察彼此的表情和肢體語言。牽手、背靠背坐著或擁抱等肢體上的碰觸能促進連結。無法親自碰面的話，視訊時也要調整好鏡頭，至少要能看見對方的臉和上半身。

3．專注於和對方建立連結，仔細去體會，與對方互看或肢體接觸是什麼感覺。在這個步驟花一兩分鐘。注意你們的呼吸是否開始同步、有沒有慢下來；請至少呼吸五次。

4．現在，請你再次感受自己的狀態，去覺察體內的感覺。是否有任何知覺、畫面、衝動或情緒浮現呢？如果有的話，請好好關注。

5．謝謝夥伴和你自己，因爲你們一同創造了共同調節的機會。

第十三章

不隨便跟人提及痛苦的往事

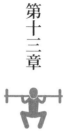

無論你想和單一對象或一群人分享自己的故事，在分享前，請先思考以下這些問題：

現在和這個人分享我的故事，對我有幫助嗎？

對這個人有幫助嗎？

我分享後會有什麼感覺？

分享我的故事會不會傷害到我自己？

會傷害到別人嗎？

所謂「你的故事」，指的是你在創傷方面的個人經驗，包括某件非常痛苦的事，或是一連串的小傷長期累積，最後使你覺得羞恥、被貶低。就算你的故事沒有天崩地裂的驚人情節，但你就是不想說出來，這是很正常的。因為你注重隱私、私事多半只跟家人說，或是那件事非常私密，你不想告訴別人。

現在有許多人會在社群媒體上分享故事，我自己也會，畢竟這種平台能讓人透過圖像、文字、影片和聲音建立連結，甚至獲得更多創傷療癒的知識。我在貼文時很謹慎，並提醒自己：「我分享的內容可能會刺激到正在療傷的人，沒人回應或回得不好，我也會覺得受傷。」另一方面，我在讀別人的貼文時也會謹慎以對。我曾不小心看到受創者的情緒性發文，心情因而大受影響，我被痛苦淹沒，又擔心貼文的人是否安好。

在寫這本書時，我把這一切都謹記在心。我並沒有在書中提到自己的創傷事件，就連已經療癒的也沒提。為了自己的身心健康，我必須劃出保護區，也把此方法教給各位，讓你們也能維繫自我界線。

表達支持，但不一定要說出個人經驗

二○一七年十月，那段日子我上臉書都很激動，因為演員艾莉莎．米蘭諾（Alyssa Milano）的推文引爆了#MeToo運動。平常我在使用筆電，包括看電子郵件、替客戶制定訓練計劃或是在規劃萬聖派對，都會滑一下臉書。但那幾天我發現，動態牆的笑話、食譜和嬰兒貼文變少了（我的臉友都是念書或做肌力訓練認識的女性或多元族群）。仔細一看，大家都在講述自己遭受性暴力的故事，貼文最後清一色是#MeToo標籤。

「好可怕……」我用氣聲對自己說，那些貼文令我感到心痛不已，心中也交雜著恐懼。有個朋友從未跟大家說過她被強暴的經歷，但在貼文中詳細描述了整個過程。我低聲呼喊，心懷恐懼地一直讀；我知道，當事人公開提起未消化的創傷事件，他的情緒也會被觸發。看著那些還沒癒合的傷，我也受到強烈的刺激，情緒嚴重失調，滑落到身心容納之窗的下緣，幾乎喪失行動能力。我爬到床上，躺在那兒一動也不動，心裡想著這到底是怎麼一回事。

隔天，我上網查了#MeToo，才知道這跟米蘭諾的推文有關。那好幾天，我看社群動態時都很小心，因為網站上滿是遭受性暴力的故事和想要彼此連結的倖存者，但卻沒有人給予關懷、協助，或者解釋貼文後會造成怎樣的感受。一年後，皮尤研究中心（Pew Research）的資料顯示，光是在推特上，#MeToo就被用了超過一千九百萬次，內容都是當事人的經驗。[1]

我每看一個故事，就想幫助對方，但不知道該怎麼做。我也給自己很大的壓力，覺得也應該要分享自己的經驗，所以心中拉扯不已。但是我知道，說出自身經驗，等於是僭越我個人的界線，我先前已經提醒自己不能再犯。但此時，我卻感到那條界線再度變得脆弱，因為我想和大家站在同一陣線，想要伸出援手，也想得到幫助。我在安全感和歸屬感這兩種需求之間掙扎，感覺到自己不斷向外推擠，彷彿快要衝出自我界線。

結果我發現，坐在家裡讀這些貼文、卻不知該怎麼辦的人並不只有我而已。二〇一九年，我在國際創傷研討會聽到#MeToo運動發起人塔拉納・柏克（Tarana Burke）的分享。在二〇〇三年，她創辦了幫助黑人青少女的地方性草根組織Just Be，並在二〇〇六年開始使用me too這個詞語，呼籲大家重視社群內的性暴力和虐待問題。她希望脆弱的倖存者來參加Just Be團體後，可以給予彼此同理與關懷，但不必分享自己的故事，只要說句me too，就能成為群體療癒的一分子。

柏克說，她後來才知道米蘭的發文引爆了#MeToo運動。「如果你也曾被性騷擾或性侵害，請以me too回覆這篇推文。」此文一出，帶來了數千則留言、回覆和轉推，其他使用者新發布的推文則更多。米蘭諾發文時並不知道柏克的事蹟，後來柏克公開說明#MeToo運動的始末，米蘭諾便把發言與主導權交棒給她了。

朋友告訴她社群媒體上有這股潮流後，柏克才上網看到#MeToo運動在她眼前開展。她隨便點開一篇貼文就會留下眼淚，因為「實在好令人悲傷」。不過她也和我一樣，對於這股全球性的運動感到憂心：

我很擔心，網路上有這麼多自我揭露，卻沒有人提供指引，就好像東西灑出來，卻沒有容器能裝一樣。沒有人說明：「你會有這種感覺，是因為如何如何……」也沒有人說：「你揭露以後，可能會遭遇某些事，但請不要覺得難過。」

在#MeToo運動引爆後的那一週，最失敗的就是專門處理性暴力的全國性大型組織。他們既沒有請不適任的成員退出，也沒有發表聲明，但這些團體不是應該馬上站出來說些什麼嗎？像是：「之前我們都還沒有機會針對性暴力對全國發表聲明，但現在

#MeToo爆出來了，我們有這方面的經驗，可以幫助各位。」大家都好像被車頭燈照到的小鹿一樣，不知所措地楞在那裡。[2]

反觀柏克帶著她的小小組織和五百名推特追蹤者（現在已經有三十萬三千人）站了出來，開始主導這個一發不可收拾、又充滿情緒與痛苦的運動。套句她說的話：「顯然大家都想找到夥伴。」

幾天後，我屈服了。我想和眾人站在一起，但那股衝動沒有爆炸，所以我沒有說出自己遭遇的性侵害與暴力經驗。我只是在臉書的貼文中加上#MeToo標籤，藉此發聲而已。我知道文章會淹沒在其他加了相同標籤的貼文中，就好像東西丟到已經滿出來的桶子裡，但我按照柏克的原意，只說me too而不分享經驗，找到了與社群並肩的安全途徑。

▼ **暫停一下，觀察自己現在的狀態以及所處空間的配置。**

讓同病相憐的人不感到孤單

當然，與人談到自身經驗不一定會造成傷害。我們在第十二章討論過，其實人際關係也有助於療傷。找人吐露心聲後得到對方的支持，是很有療癒力的；相較之下，背負著祕密過活，羞恥感就會不斷累積。在前一章我提到，透過共同調節來建立連結有助於療傷，讓我們有機會得到同理，並從中找到巨大的力量。適合的連結對象因人而異，或許是親戚、朋友、求助專線的工作人員，也或許是靈性導師。你所傾吐的對象如何支持你，比他是誰來得更重要。

在PTSD評估項目中，常會有這類的題目：「你是否覺得人際連結斷裂，或跟別人距離很遠？」倖存者總覺得與他人很疏離，但如果能找個人分享故事，而且得到瞭解與同理，那麼無論經歷過多少憤怒、悲苦、哀傷或痛楚，都終將能再次與人建立連結。

可惜的是，不一定每個人都會用支持的態度傾聽。我朋友瑞秋的反應就太急躁了，也不只有她這樣。有時你說出痛苦的經驗後，反而會被責怪，像是「你本來就應該識相一點」，或是「你是不是做了什麼刺激他們的事」。又或者，虛假的「正能量」或「正向思維」會排山倒海而來，逼迫你否認痛苦的感覺。有人會說風涼話：「每件事會發生，都是老天自有安排。」又或者有人提出質疑：「是嗎？我從來沒看過他們會欺負人耶！」許多人想趕快解決事情，所以會告訴你該怎麼辦。但你需要的是被看見、聽見，並且在不改變自己的前提下得到接納；在這樣的情境下，分享自身的經歷才有幫助。

是否要承擔說出心事風險，每個人應該自行決定。我們在第九章討論過，想要療癒傷痕、開展豐富人生之路，重點在於辨識、感受然後堅守自我界線，並認知到界線可能會隨時間改變。還記得我跟瑞秋的午餐約會嗎？我把事發經過告訴諮商師時，肌肉並沒有變得緊繃，所以我知道可以繼續說下去。我的身體知道，把事情告訴她，自己心情會比較踏實，也不會再那麼寂寞。向他人傾吐心事時，記得感受你的胃和肌肉是縮緊或放鬆。這就是練習內感覺的目的。你即使面對壓力，也能往體內探尋，聽聽身體想對你說些什麼。

你應該不想把往事對太多人說，但又有種想要廣為分享的衝動。許多人從創傷中走出來以後，也找到動力去改變當初令自己受傷的情境。這種改變可大可小，有時是調整個人生活中的優先順序，有時是創立基金會或慈善組織；總之都是為了翻轉現況而所有努力。

想要改變處境是人之常情，這世界也需要這樣的人來披荊斬棘，譬如米蘭諾就讓社會大眾注意到了#Me Too運動。她和其他許多女演員挺身而出，指控權大勢大的好萊塢製作人哈維．溫斯坦（Harvey Weinstein）犯下性暴力。她也許會被列入黑名單，從此無法再演戲，但依舊選擇站出來發聲。社會上有許多人會質疑、責怪受害者，會閒言閒語或發表極端評論，但我們不能忍受這一切，這樣才能帶來改變。這群演員終止了溫斯坦的惡行，並帶起了革命，從演藝界一路延燒到其他產業。

人是社交型動物，在受過創傷、倖存下來以後，自然會渴望與他人重新連結、把創傷經驗當作往事。原本感到孤單、羞恥的人在網路平台上看到有人分享創傷故事，就會覺得自己其實並不那麼奇怪。舉例來說，心理學教授克莉絲汀．福特（Christine Blasey Ford）現身作證，指控最高法院大法官候選人卡瓦諾（Brett Kavanaugh）青少年時曾性侵她；諾貝爾獎得主馬拉拉為了女孩子的受教權，挺身反抗塔利班；在回憶錄《成為這樣的我》中，前第一夫人米雪兒．歐巴馬也提到，她人生中有許多成就，但都因為膚色而沒能得到認可；即使是她這麼成功的人，也深受種族歧視所苦。

適度保留往事的片段，不用全盤跟人交代

說出可怕的往事其實有風險，雖然不一定是性命上的威脅，但卻仍可能會面臨被他人批判、排擠、懷疑等惡性回應。如果你連在熟悉的親友間都得不到愛與支持，那麼你就更難挺住陌生人的質疑或挑戰。

二〇〇六年時，柏克就已知道會有這種風險，所以開始用 me too 這句話，讓弱勢又邊緣的有色人種女性能以安靜、安全的方式，示意自己也是性暴力的倖存者，而有類似經驗的人就會知道自己並不孤單。區區兩個字，就能改變倖存者的認知，讓她們知道自己並非異類。她們不需要完整說出自己的故事，光是知道自己確實有被看見、聽見，就足以她們找回平靜和連結趕了。

柏克幫助的女性比較弱勢，不像 #Me Too 運動中的公眾人物比較有聲量，所以得透過可確保自身安全的途徑，低調地表達立場，並從中獲得連結，不再覺得自己孤身一人。她們沒有提起往事，卻一樣能在寬廣的社群平台上表達心聲。

在某些時刻，你會想找到歸屬感、幫助他人或自己想求助，所以受到感召，覺得必須說出自己的故事。有些人不想在社群平台那麼公開的地方講述，只是有朋友或同事對

你吐露心聲，使你也有股衝動，想傾訴一些私人的事。在某段痛苦經驗的週年當天，應該會有人問：「你為什麼今天怪裡怪氣的？」你可以選擇向諮商師等專業工作者求助，把事情告訴他們。這些往事（讓你表現有異於平常）不一定是什麼駭人的經歷，意外受傷、被騙錢、被裁員、離婚等，都是一般人會遇到的困境，而且令人難以負荷。這些事難以對他人難以啟齒，而且有壓力時，更是找不到抒發的管道。在這樣的狀態下，公開說出往事反而會讓你身心更加失調。創傷還沒處理好就跟人訴說，那段回憶就容易會重現，使你再次歷經事發當下的感受。

但你不是非得講出來。就算有人問，你還是可以有所保留；哪怕身邊的人已經準備好要聽，直到說出口前你都可以反悔；不揭露自身經歷，決定權在你身上。記住，你是這段往事的當事人，有了這份認知，你就能慢慢體會握有力量的感覺。像我也是等了好幾天，才在臉書上貼出 #MeToo。在教學時，我也很少揭露自身經歷，只會分享我公開寫過的經歷，包括一些運動、療傷的經驗談與心得。說出受傷的往事或許能幫到別人，但也可能造成傷害；相較之下，分享所學比較有助益，最差也只是沒能幫上忙而已。

你可以跟我一樣，自己決定要說多少。關於分享經歷，並不是只有全說和絕口不提這兩種選項。你可以這麼說：「發生過什麼事我不想多談，但就我的經驗而言，我覺得多運動、多找人陪伴比較有用。」這本書的出發點就在此，我寫下許多教學的故事和自己得到的啟發，藉此和讀者建立連結，也希望能幫到大家；但不想說的，我隻字未提。

最後，別忘了你可以改變心意。說過的話如潑出去的水，但如果說到一半想停，隨時可以打住，像是：「我覺得不太自在，不想繼續講下去，所以到此為止。」如果旁人催促你要繼續講，你也可以拒絕或直接離開，不一定要回應。

你不見得每種訓練都要做，也不見得要完整公開往事

我們在健身房也可以發揮這樣的自主性，訓練過程中如果不想做某項運動，你大可拒絕。事實上，這反而會讓你內在更有力量，對許多創傷倖存者而言也很有療癒力。不用會擔心這樣很沒禮貌，或違反了某些社交規則，你必須把自己的界線視為第一優先，還沒準備好就講出往事，反而會使你陷入脆弱不安的處境。在社交禮儀的壓力下，我們明明不想聊下去（或不想做某事），卻仍壓下那股想中斷的衝動。在我看來，堅守界線比保持禮貌來得更重要；前者能給你力量而安全感，後者卻常使人感到渺小。

如果你已培養出足夠的韌性與信心，相信聽眾的反應不會傷害到你，而且你的往事也不會讓他們難以承受，那說出來當然沒問題。人生經歷是你的，要如何處理由你自己決定。公開分享能營造出一種空間，讓不想自我揭露的人也有機會得到理解，覺得被看見。但請記得，開口前務必要三思，評估這樣對你自己和他人是不是真的有幫助。

先鞏固、維護好自我界線的基礎，才能在正確的時間點、以適當的方式分享往事。辨識自我界線和修補關係一樣，都是可以透過學習來掌握的技巧。我們在第九章討論過，創傷會破壞界線感，使人坐立難安，但透過體現律動，你試著感覺自己的界線。在舉重時保持正念，就能認知到何時該停下來，不把自己逼過頭。參加團體訓練，你會更有機會找到可信賴的人，並學著給予他們適度的信任。

你的過往經歷的確能幫助別人，但請務必先花點時間，安定自己的身心靈，講述時也要聚焦於當下、留意自己的狀態。放慢節奏，先大略說出事情的重點，接著暫停一下，用第四章提到的「找出五樣東西」和「聆聽遠近聲響」來穩定心神。

講者在有自覺、思慮周全的狀態下提及往事，就有機會與聆聽者建立連結，進而為後者帶來希望。相反地，還沒消化、還沒做好準備就提起往事，那身體會像創傷發生當下一樣，感到失調且無法負荷。而且，沒有培養心理的韌性，就沒有辦法面對質疑你的人，那麼說出經歷反而更加痛苦，甚至會加劇創傷。

就自身經驗而言，我覺得選擇不公開談論往事，反而為我帶來很大的力量。以前我決定不說，是因為我認為界線不夠牢固，讓我沒安全感，說了反而會感到脆弱不堪、難以負荷，身心無法正常運作。在我開始修補界線、消化創傷並培養出安全感以後，我瞭解到往事的當事人是我，要怎麼處理完全是我的選擇——這對我來說非常重要。在人生開始改變後，我經常體會到這種暢快的感覺。我幫助受過創傷的人，並寫出這本自我成長的書，藉此翻轉了生命，也希望讓大家知道，「不隨便講往事」絕對是合理的選擇。

故事是我的，我可以選擇在想說的時候，告訴我想傾訴的對象。現在的我，懂得問自己本章之初的那些問題：現在和這個人分享我的故事，對我有幫助嗎？對這個人有幫助嗎？我分享後感覺會比較好嗎？我隨時都有選擇，而且會覺察身體狀態，藉此找出答案。如果身體給我肯定的回答，那我就知道說出來是安全的。

動起來：瀏覽社群網站時保持正念

在社群媒體中保持身心穩定，對神經系統而言是一大挑戰，對於受過創傷的人來說，那肯定更加困難。坦白說，我有點忌妒不用社群媒體的人。許多人認爲這種平台有助於維繫人際連結；的確，我在上頭可以看到某些不常聯絡的老友和親戚。社群平台對我的工作人脈更是不可或缺，也讓我接觸到更廣泛的資訊和社會運動消息；這些都是很有益的功能。

不過大家也都知道，社群網站可能會嚴重傷害使用者的身心，已有研究指出，網路成癮很有可能會引發憂鬱症，或是產生焦慮和寂寞的心情。[3]我有許多朋友會不時暫別網路，因爲不用時心情比較好。網路的確能促成人際連結，但唯有聽見對方的聲音、看見他的臉部表情和肢體動作、感受到實際的觸碰，才能培養具有療癒力的關係。

我綜合考量了社群媒體的實際面和優缺點，並設計了這套正念貼文練習法。

請觀察自己在使用社群網站時，身心有何變化，並在貼文前暫停一下，不論是轉貼或自己發文都一樣。利用暫停時間來檢視自己的動機，和評估可能造成的影響。

器材：

- 可以連上網路的裝置。

時長：

- 五分鐘。

步驟：

1. 找個空閒時間，可以自由打開臉書或其他社群網站。
2. 開始前，先花點時間關照自己的狀態。待會兒要看社群網站，對此有沒有什麼感覺、衝動、情緒和想法，腦中有沒有什麼畫面。
3. 準備好以後，開始查看動態，每滑兩三下就暫停，觀察自己的狀態，注意剛才的感覺、腦中畫面、衝動、情緒和想法是否有改變。如果滑到忘記停下來，也請關注自己這樣的狀態。

4. 如果你不自覺地想貼文、轉貼或按讚，就先暫停一下並問問自己：
   - 我現在感覺如何？
   - 這種感覺有多強烈？
   - 那感覺是否非常強烈，希望發些文章來滿足那種衝動？如果是，那除了發文以外，有沒有其他方法能替代？最好訴諸於線下管道，透過實際的人際連結來調節自己的狀態。如果不行，就在貼文中加入自己的話，並說明自己的情緒，強化你和網友的連結。
   - 分享這篇貼文是否會傷害到他人？如果內容涉及創傷的細節，請思考一下這是不是新的資訊，又或者你只是在重複強調眾人已經知道的往事。貼文時，設法保護自己也體諒他人的感受。譬如隱藏預覽圖片、開頭標註警語或篩選發文對象。在發表令人難受的貼文時，也請顧及網友的感受。

5．暫停後再次觀察自己的狀態，注意剛才的感覺、腦中畫面、衝動、情緒和想法是否有改變。

6．如果你還是非常想發文，請體察一下內心的想法。

7．貼文（或決定不貼）後，再次關注自己的狀態，注意身心發生了什麼改變。

8．看完社群媒體動態後，放下數位裝置。再次關照自己的狀態，注意是否有任何改變。

第十四章

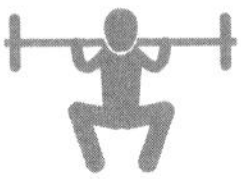

你為何而動？

你是否也嘗試過許多新的運動，並且向自己許諾「這次一定會堅持下去」？不說別人，我自己這輩子就是一再如此。要想長期堅持，讓運動成為習慣，生活就必須有所改變。我想幫助你實踐這樣的改變，建立能持久的習慣。在最後這一章，我想提供一些有效的祕訣，讓你找到能動起來的事，以在生命中創造改變，就好像舉重對我的意義。找到以後，維持習慣會變得簡單許多。

找出動機，才能培養長遠的運動習慣

不管是為了心無旁騖、莫忘初衷，或是為了往後的健康人生，記住自己運動的決心，你就能堅持下去。像我是為了療傷，治療我的背，也修補我和身體的關係。從創傷中復原後，在面對生命中的各種壓力時，就能自我療癒。

訓練不只改變了我的體型、內分泌和骨質的密度，也提振了我的心情，讓我感到心境寬闊、充滿力量。除了生理狀態，運動也帶來了靈性方面的變化。我要去健身房時，會開玩笑說我要「上教會去」，因為對我來說，訓練就像是一種儀式，能加深我和自己、和社群的連結。我也能藉此消化情緒、提振精神，並滋養我心中那些不可或缺、但難以名狀的渴望。

我為了自己的健康而堅持去健身房，每週至少兩次，已經好多年了。問問自己，你的動機是什麼，你為什麼會拿起這本書？你走的路或許跟我類似，但總會有不一樣的地方。你的經歷獨一無二，也會反映你的處境、經驗、力量、喜悅與興趣。

然而，不管你的動機是什麼，要培養出長久的運動習慣，就必須有所改變，比日說每日的行程規劃、與身體的關係、飲食模式等。也許你會有所抗拒，但提醒自己，改變能帶來好處，這有助於養成習慣。

記住肯尼教練的叮嚀：確實準備好再開始。想培養運動習慣，就要先自我探索，謹慎挑選你有可能堅持下去的活動，並把相關內外在資源都準備好。本書各章節後面的練習，都是為了幫助你完成這些步驟。事前先預備好，堅持下去的可能性就會提高。思考一下你喜歡做些什麼，想想你需要哪些準備功課，並實際備好可以提升活動效率的器材與用品，這些都是好方法，讓你比較願意行動。打好這些基礎，持續下去的可能性就比較高，最後就能養成習慣，融入到生活中。

但請記得：培養習慣不是一蹴可幾，需要長時間的累積，不可能某天醒來就瞬間成功。好消息是，既然你已拿起這本書讀到這麼後面，代表你已經走在養成習慣的路途上了。恭喜！就算你還沒開始動作，還沒找到進行體現律動的項目，你也已意識到了改變的可能性，而且能想像實踐起來的畫面、感覺。之後如果覺得被困住，難以再繼續進，請問問自己為什麼。

請朋友幫你度過前段的適應期

有很長一段時間，我都不相信自己會有辦法到處奔跑、舉起比自己還重的重量，或是跟自己的身體當朋友。而你應該也會有這樣的心情：嘗試新的運動並不難，只是不認為自己能堅持下去，所以就有種「何必白費力氣」的想法。你看著運動器材在地下室的角落積灰塵，只用過兩次的健身房會員卡也一直放在錢包裡，你覺得自己真沒用。你還記得，小時候上體育課總是被球打到，所以再也不想運動；你曾經努力要變得更健康，但就是達不到目標。

這些情境我都親身經歷過，你的感覺我懂。不過，後來我開始想像，如果能健康過日子，不必再忍受疼痛，那該有多好！光是這樣的想法就給了我足夠的動力，讓我走上了改變人生的路。

我可以一直叫你「再試一次」或「嘗試不同的方法」，但講到口乾舌燥都沒有用。有時，我們需要人生有些波折或擾動，以促使我們起身行動。你也許正在等這樣的事情發生，在等待的過程中請記住，你值得為自己好好努力一次。雖然有點辛苦，但你一定可以找到令你喜悅的運動，培養出體現律動的習慣。

在培養運動習慣的路上，有些人已進展神速，開始做書中的練習、自行研究課程或訂購所需的器材，準備要大展身手。不管你是否甘願，都可以藉由本書各章的練習，釐清自己手上的資源、想設定的目標與潛力，也會發現療傷所需要的條件。你會學著提醒自己，在運動時要維持身心連結，並利用刺激與復原提升神經系統的韌性。這些都是準備的過程，如果你還在猶豫，請現在就訂下一個活動日期，如果會受天氣影響，也請找出雨天的備案，並答應自己會確實去執行。如果身邊有支持你的人，就拜託他們來督促你，確保你有遵守諾言、確實去運動；比如在當天打電話提醒你，或是載你到現場。

堅持下去的五個祕訣

到了該去運動的那天，一定要到達現場，哪怕只是隨意動一下都無妨，重點是你踏出第一步了！也別忘了肯定自己當天的努力！為自己制定計劃、實際執行，並把重點放在如何堅持下去。以下幾個方法應該會有幫助：

・尋求社會支持

找個運動夥伴，或是願意支持你、喜歡聽你分享小小成績的朋友。這很有用，能帶給你一種正向的榮譽感。我跟艾德一起訓練時，他總會慶賀我在健身房的小小成就。我每天訓練完後，也會向大衛描述今天的動作細節，把一點一滴的進步都跟他分享。有他見證我的成長，讓我找到了空間，為自己開心。

‧對自己的期待要實際

當然要期待自己有所進步，但新嘗試的活動一定會遇到困難，不會時時刻刻都覺得很享受。有時你會感到身心失調或難以負荷，請做好心理準備，也請記得你擁有必要的潛力。第四章的定向練習和第十章的動態恢復都有助於自我調節、穩定心神。

‧保持彈性，願意改變計劃

請記得，有時你會因為生病而必須休息，也會有某些狀況導致你好幾天、甚至幾個星期都無法訓練，但沒關係，你的進步不會這樣就憑空消失，只要回歸後再找回原本的步調就行了。我有些客戶會因傷休息而擔心之前的努力付諸流水，但其實不會。假設你運動了兩個月，接著因為流感而必須休養三週，回來時，先前的累積並不會完全蒸發。你應該會覺得有點生疏甚至有挫折感，但通常不到三週就可以恢復到原先的狀態了。

‧慶賀自己的成長

用你的方式記錄每一點的進步。效果不顯著，我們難免會覺得運動沒用，不過只要看看記錄，就知道自己其實成長了多少。每個客戶運動的時數、項目、次數和重量，我都會記下來。在沒上課的日子，我也會問問他們的心情，請他們注意自己是否有重要之舉，像是發揮自主性，或是做了某件自我關懷的事。把小小的成績和所愛的人分享，就有機會在過程中觀察自己所積累的進步。

•目標要明確

提醒自己為什麼要運動。在第一章後面的練習中，我曾請你記下想投入體現律動的動機，這就是設定目標的基礎。也就是說，我們要把動機變成可衡量、可達成、有時限的明確目標。舉例來說，有些人開始運動的原因是要減緩背痛，那目標就是讓疼痛一週、一個月甚至更久都不要發作。這本書你讀了這麼久，也一定有某些動機。嘗試新事物時，不妨經常提醒自己初衷為何，並告訴自己，你正在付出努力，也一定會往目標更靠近。有時我也會堅持不下去，所以會用白板筆把目標寫在浴室的鏡子上，提醒自己不能放棄。遇到困難時，就容易會忘了大局；長期維持習慣並不容易，一定給自己充分的支持。

在此我要特別強調，其實我也有沒達成的目標，但既然我有付出努力去追求，這過程還是很值得。舉例來說，我一直想參加兩項競賽：奧林匹克舉重和全國健力賽事，但我的訓練成果不夠格。我努力過了，但終究發現競賽型的訓練模式不符合我的需求，所以就改變目標、重新設定方針，以符合我投入訓練的初衷。

規律地找時間練習體現律動，就能養成習慣。一週去健身房舉重兩次、每兩天早上跑步一次、每週三天晚上參加Zumba課、每晚睡前看影片做瑜珈，或是午餐時間騎飛輪。不管從事什麼活動，只要有去執行，就代表你有在實踐計劃。利用本書所傳授的技巧，就能透過運動培養正念與療癒的能量。

若達成階段性目標，請停下來感受一下欣慰的心情，欣賞一下自己精彩的表現。如果還沒完成，也可以花點時間想像達成目標後的感覺，並提醒自己一開始的初衷。

把生活顧好也是一種體現律動

我有個客戶很有幹勁，是各方面都很優秀的人生勝利組。年輕的她是母親，也是律師兼健力選手。無論生活多忙，她都會設法在一週內找出時間訓練三次，雖然有時難免會有某些狀況，無法完成全勤的目標。

「先生和小孩生病，我又有一件大案子，所以第二和第三週都只有來一次，感覺實在好差啊！」有次她這麼說。

「你也來了兩次啦，而且上課時很專心，下課後還傳練習的影片給我看。別忘了，你在健身房外還做了許多事，工作、照顧家人還有生活大小事要處理。你還是有設法找時間來訓練。運動的目的是為了照顧好自己，而這個月你確實有做到，真的很棒耶！」

「哎，是啦，有道理。」她有些猶豫地附和，覺得我說的應該沒錯，只是還不太確定。

「我知道我說的很有道理。」我微笑著說。

「對，你說的有道理，」她語氣變得肯定：「我為自己付出了很多努力，這是很了不起的事。」我們對視微笑，她的表情亮了起來，看得出她在理智和感受上都是真的認同。

多年來，她都有持續進行肌力訓練，也懂得適時休息，但從未完全中斷。一開始，她以為規律練習的意思就是每週都要使出全力練三次，不管上刀山下火海都不能例外。不過，學習尊重身體的需求，也是練習的一部分；身體有時需要重訓，有時需要休息，兩者兼顧，才能帶來整體的健康與快樂。為了促成身心靈的健康，我們不光要運動，也必須全面考量生活的各個層面，某些時候你就是需要休息或去照料其他事情。她認知到這個道理後，就能維持自己長期的訓練計劃了。

如果你現在所投入的訓練很難規律地維持下去，那請想想看，你是否有考量生活的各層面、從全面性的角度看待它？你是否有做好事前準備、目標訂得夠不夠實際？重新思考這些問題並制定計劃，會比較能堅持下去。

有些人不太習慣規劃，喜歡隨興做運動。就自身經驗而言，有時我也會毫無章法、一頭栽進某些活動，但成果大多不太理想。我做某些事真的很不行，也很努力地在接受這個事實。所以我常提醒自己：首先，我有能力從失敗恢復；其次，嘗試新事物時不成功，不代表我沒有價值。缺乏這樣的信心，就很容易會大受打擊，並責怪自己規劃得不夠周全。這時，不妨回頭看你在第一章最後所列出的準備清單，並採取必要的步驟一一實行。想想你需要什麼，才能捲土重來、再試一次。

▼暫停一下，關注自己現在的狀態，並好好體會這句話的意義：「讀這本書也是一

種體現律動，而你已完成一大半了。」接著，觀察一下你體認到這件事的感覺爲何。

如果你跟我一樣，是很不甘願地開始運動，那就多多體會小小的成就，並鼓勵自己，完成以前做不到的事真的很棒。保持這樣的心態，你就比較容易堅持下去。在不知不覺中，你應該會慢慢愛上運動，甚至從中找到喜悅了！重訓帶給我調節、穩定身心和情緒療癒效果……這些小小的成就，讓我到現在還是定時到健身房報到，相信你也可以這麼有毅力。為自己每一點一滴的進步喝采，對自己的身體和活動方式保持好奇，並學習對自己溫柔。你和其他在練習體現律動的人一樣，勢必會遇到困難與挫折，會犯錯也會有不順遂的時候。只要體認到這些都是正常的過程，那一定能培養出規律的習慣。

我寫這本書，是為了讓各位培養必要的方法，把你感興趣的活動都變成可以長期維持的體現律動。希望你不僅能達成這個目標，也可以在過程中找到莫大的喜悅，以及讓你動起來的初衷。不管是哪種類型的活動。只要長期堅持下去，就有助於療癒創傷，讓你活得更豐富又精采。與自己培養關係時，請別把思考、感覺和心靈分開，和完整的自己連結，才能從中獲得充分的能量與活力。我和許多客戶都親身經歷過這樣的感動，相信你也一定可以對自己發展出更深刻的瞭解；不但心情與感受都能提升，並可得到舉起重物的力量。

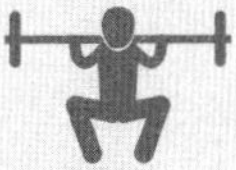

動起來：運動前思考一下身體的需求

上課時，我總希望客戶把我當成「小助教」，如果他自己可以自己完成課表，在沒有我支援的情況下專心訓練，對我來說就是一種成功。我就像接待人員，負責帶你瞭解訓練方式，並介紹你有哪些資源，但訓練內容還是得靠你自己制定。最瞭解你的人是你自己，要發揮自主性、培養運動習慣的也是你。所以我希望大家不要直接問我上課內容，而是要自問：「我今天應該做哪些訓練項目？」

無論何時，只要不確定自己當下的需求，都可以做這項練習，不過我自己習慣在訓練前進行，和客戶上課時也一樣。接下來，你會和幫助你走到現在這一步的那個自己開啟一段對話。

在開始練習前，不論你今天的情緒和能量如何，都請你先暫停一下，關注自己的狀態，並自問：「我今天需要什麼？」接著，請你尊重自己內心說出的答案。

器材：

- 你自己。

時長：

- 五分鐘。

步驟：

1．選一個可以讓你放心探入內在的地方，譬如家裡的書房。如果是去健身房，也可以在更衣室進行。

2．先穩定身心。感受地面撐在椅子和腳下的感覺，眼睛或張或閉都可以。

接著，請你關注自己的狀態，看看是否有什麼知覺、想法和感受能引起你的注意，或許是胃的抽動或背的緊繃，或許你覺得緊張或興奮，也或許你正在想著午餐要吃什麼。不管察覺到什麼，只要有注意到就好，不必做任何處理。重點在於，在開始運動前，先掌握此刻的感受以及心裡的念頭。

3. 問自己：「我今天需要什麼？」這時，你會再次注意到某些知覺、想法和感受，或發現某些念頭一直要浮現出來。運動時，要多注意身體緊繃的地方，設法緩解過度的刺激。先吃個小點心再開始運動也是不錯的主意。

4. 再次用一點時間感受地面。準備好以後，請你爲自己定向：找出三個藍色的東西，再來是三個紅色和三個黃色的東西，也可以由近而遠地聽周遭的聲音，再把自己拉回當下所處的空間。

5. 開始活動前，請尊重身體告訴你的需求，也可更改當日訓練的一兩項內容。就我的經驗而言，改變暖身的活動最方便，這樣就不用更改今天的訓練菜單。在維持原始目標的前提下調整練習內容，也是要學習的能力。

參考資料

平時常有人請我推薦書籍，以下是我自己經常閱讀的，我在書中分享的某些練習也是從中學到的。話雖如此，並不是所有書籍、課程和相關工作者都適合你。沒有誰可以完美符合所有人的需求，不管是我或其他老師、從業人員都一樣，所以請把這三本書看做開啟旅程的出發點。不管你要閱讀哪些素材、找尋哪個健身教練，請繼續進行本書的練習，持續體察自我感受，並和完整的自己保持對話。

《心靈的傷，身體會記住》（*The Body Keeps the Score: Brain, Mind and Body in the Healing of Trauma*），貝塞．范德寇（Bessel Van Der Kolk）著

讀這本書是我生命中的一大轉捩點，在我一無所有時，作者給了我希望，也讓我知

道我的背痛問題確實跟ＰＴＳＤ有關。范德寇是醫生、學者兼老師，對創傷研究領域有莫大貢獻。在《心靈的傷，身體會記住》中，他說明創傷對大腦和身體實實在在的影響，也介紹許多值得嘗試的身體創傷療法，還告訴讀者各療法為什麼有效。不過各位請小心：這本書讀起來頗有挑戰，無論有沒有經歷過創傷，讀的時候都可能會受到刺激。

《用瑜珈克服創傷》（*Overcoming Trauma Through Yoga*）和**《創傷知情瑜珈：把身體融入治療》**（*Trauma Sensitive Yoga—Bringing the Body into Treatment*），大衛・愛默生（David Emerson）著

愛默生替麻州司法資源中心（Justice Resource Institute）創立了「創傷中心創傷知情瑜珈」（Trauma Center Trauma Sensitive Yoga，簡稱ＴＣＴＳＹ），是一種以實證為基礎的心理創傷療法。上述的兩本書不只說明ＴＣＴＳＹ模式，也解釋了背後的原理，和我用在客戶身上的創傷知情方法有許多相似之處。

《喚醒老虎》（*Waking the Tiger*）和**《解鎖：創傷療癒地圖》**（*In an Unspoken Voice*），彼得・列文（Peter Levine）著

列文是身體經驗創傷療法的創立者，也是擁有生物物理學背景的心理學家，研究壓力議題超過四十年。在這兩本書中，他探討了自己在生物學、神經科學和身體取向心理治療方面的成果，也概述相關原則，以幫助讀者瞭解，如何透過身體療癒創傷並實際練習。《喚醒老虎》會帶領你逐步進行，《解鎖：創傷療癒地圖》則是比較學術性的書。

《療癒創傷，我如何是我：多重迷走神經的心理治療與應用》（*The Polyvagal Theory in Therapy : Engaging the Rhythm of Regulation*），黛比・黛娜（Deb Dana）著

黛娜擁有臨床社工執照，專精於創傷療法，並與提出多重迷走神經理論的史蒂芬・佩奇（Stephen Porges）密切合作。本書清楚解釋了多重迷走神經理論，以及它在治療創傷上的重要性和應用層面。本書的目標讀者是想要瞭解該理論，並將之融入實務的醫師，但我覺得用在替客戶處理創傷時也很有幫助。

致謝

要把書寫完並出版，需要集結眾人之力。幫助我寫出這本書的夥伴開朗、誠實、充滿同理又支持我，我深深感激他們。

一開始，我只是靈光一閃地覺得「我可以寫書」，後來能夠完成任務、實際摸到付印出來的書，真是多虧了大家的幫忙。首先，我想感謝這些人。謝謝我的文學導師Lisa Weinert在書的世界處處為我指引方向，幫我催生出這本作品；謝謝編輯Jennifer Kurdyla在過去一年半當中，耐心又慷慨地協助我精進寫作技巧；謝謝核稿編輯Sydney Radclyffe幫我確認內容是否清楚明確；也謝謝我在LifeTree媒體集團的出版人Maggie Langrick從最初就對這個計劃有信心。為了讓這本書和當中的訊息觸碰到廣大的讀者，Langrick和她的團隊不辭辛勞地付出許多努力，對此我感激不已。

在我療癒之路上扮演重要角色的人，我當然也不能不謝。感謝我的教練大艾德幫助我治癒身體，讓我在發掘對肌力訓練的熱情時，能感到安然自在；感謝諮商師在我深怕再也好不起來時，幫助我修補了心靈與關係；謝謝Trevor Rappa，我就是需要你如此善解體貼的物理治療師；也感謝教練Jesse Irizarry和Kenny Bretania給予我能安全舉重並從中感受喜悅的空間。

我會永遠感謝David Berger和Jane Clapp的教導，以及所有透過著作讓我有所學習的人——謝謝你們豐富了我身為治療師和老師的旅程；也謝謝客戶教給我的一切，和你們每一個人合作，都讓我學到好多。

還要感謝我的家人和朋友——再華麗的詞藻，都不足以傳達出我的感謝，所以希望以下這些話和我的美味家常菜，能讓你們感受到我的心意。謝謝Crystal Alberts在大學時常花上好幾個鐘頭，給我寫作方面的意見，並在我跌跌撞撞寫書的過程中給予支持；謝謝Kate DeBow、Wendy Fisher和Martine Audet經常透過簡訊和電話鼓勵我；謝謝讀過某些段落、嘗試書中運動並為我開心和期待的所有人。

感謝寫作自成一格的母親幫助我成為作家；謝謝父親支持我寫作；謝謝阿姨南西和

叔叔麥可經常提醒我，寫這本書是很大的成就；謝謝凱西、查理和海瑟讓我知道你們多以我為榮。不過最重要的，當然是要感謝每天都支持著我的大衛和葛洛莉雅，你們是我最強勁的啦啦隊，也是我在這世界上最愛的人。要是少了你們，我絕對不可能寫出這本書，任何謝詞，都不足以傳達我對你們的愛。

Alliance: a Systematic Review," *Journal of Physiotherapy* 58, no. 2 (2012): 77–87.

3 Jan Hartvigsen, Mark J. Hancock, Alice Kongsted, et al., "What Low Back Pain is and Why We Need to Pay Attention," *Lancet* 391, no. 10137 (2018): 2356–2367.

4 Paulo H. Ferreira, Manuela L. Ferreira, Christopher G. Maher, et al., "The Therapeutic Alliance Between Clinicians and Patients Predicts Outcome in Chronic Low Back Pain," *Physical Therapy* 93, no. 4 (2013): 470–478.

第十二章

1 Deb Dana, *The Polyvagal Theory in Therapy: Engaging the Rhythm of Regulation* (New York: W.W. Norton, 2018), 44–46.

2 Dana, *The Polyvagal Theory in Therapy*, 44–46.

第十三章

1 Monica Anderson and Skye Toor, "How Social Media Users Have Discussed Sexual Harassment Since #metoo Went Viral," Pew Research Center, October 11, 2018. pewresearch.org/fact-tank/2018/10/11/how -social-media-users-have-discussed-sexual-harassment-since-metoo-went -viral.

2 Tarana Burke and Licia Sky, "Me Too: At the Intersection of Sexual Violence and Racial Justice—A Fireside Chat with Tarana Burke," 30th Annual International Trauma Conference, Trauma Research Foundation, Boston, May 31, 2019.

3 Phil Reed, "Anxiety and Social Media Use," *Psychology Today*, February 3, 2020, psychologytoday.com/us/blog/digital-world-real -world/202002/anxiety-and-social-media-use.

4 Matt McGorry, "My Journey Toward Radical Body Positivity," Human Parts (Medium), May 22, 2020, humanparts.medium.com/my-journey-toward-radical-body-positivity-3412796df8ff.

第六章

1 Somatic Experiencing Trauma Institute, "What is Somatic Experiencing®?" traumahealing.org/about-us.
2 Somatic Experiencing Trauma Institute, "Somatic Experiencing® -- Ray's Story," YouTube video, February 28, 2014, youtube.com/watch?v=bjeJC86RBgE.

第七章

1 Laura Schmalzal, Mardi A. Crane-Godreu, and Peter Payne, "Movement-Based Embodied Contemplative Practices: De5nitions and Paradigms," Frontiers in Human Neuroscience 8, no. 205 (2014).
2 The Good Body, "Yoga Statistics," accessed September 25, 2020, thegoodbody.com/yoga-statistics.
3 Ted Alcorn, "Is This the End of the New York Yoga Studio," *The New York Times*, September 17, 2020, nyti.ms/3c5nFd7.

第八章

1 Judith Herman, *Trauma and Recovery: The Aftermath of Violence—From Domestic Abuse to Political Terror* (New York: Basic Books, 1992), 133.

第十一章

1 Alexandra Black Larcom, "5 Things That Will Help Your Gym Members Stick with Their Exercise Habits," IHRSA, December 23, 2019, ihrsa.org/improve-your-club/5-things-that-will-help-your-gym-members -stick-to-their-exercise-habits.
2 Rafael Zambelli Pinto, Manuela L. Ferreira, Vinicius C. Oliveia, et al., "Patient-Centered Communication is Associated with Positive Therapeutic

註釋

前言

1 Judith Herman, *Trauma and Recovery: The Aftermath of Violence—From Domestic Abuse to Political Terror* (New York: Basic Books, 1992), 160.

2 Paul D. Loprinzi, Jeremy P. Loenneke, "Engagement in Muscular Strengthening Activities is Associated with Better Sleep," *Preventive Medicine Reports* 2 (2015): 927–929.

3 Erika N. Smith-Marek, Joyce Baptist, Chandra Lasley, and Jessica D. Cless, "'I Don't Like Being That Hyperaware of My Body': Women Survivors of Sexual Violence and Their Experience of Exercise," *Qualitative Health Research 28*, no. 1 (2018).

第二章

1 John LaRosa, "$71 Billion U.S. Weight Loss Industry Pivots to Survive Pandemic," MarketResearch.com, June 3, 2020, blog.marketresearch.com /71-billion-u.s.-weight-loss-market-pivots-to-survive-pandemic.

2 S. M. Phelan, D. J. Burgess, M. W. Yeazel, et al., "Impact of Weight Bias and Stigma on Quality of Care and Outcomes for Patients with Obesity," *Obesity Reviews: an Official Journal of the International Association for the Study of Obesity* 16, no. 4: 319–326.

3 National Eating Disorders Association, "What Are Eating Disorders" (PDF), 2012, nationaleatingdisorders.org/sites/default/files /ResourceHandouts/ GeneralStatistics.pdf.

身體文化 180

肌力就是你的療癒力：十四堂帶你走出傷痛、修復自我的居家健身課

Lifting Heavy Things: Healing Trauma One Rep at a Time

作　者——蘿拉・庫達莉（Laura Khoudari）
譯　者——戴榕儀
責任編輯——許越智
責任企畫——張瑋之
封面設計——陳文德
內文排版——張瑜卿
編輯總監——蘇清霖
董事長——趙政岷
出版者——時報文化出版企業股份有限公司
一〇八〇一九臺北市和平西路三段二四〇號四樓
發行專線／（〇二）二三〇六—六八四二
讀者服務專線／〇八〇〇—二三一—七〇五、（〇二）二三〇四—七一〇三
讀者服務傳真／（〇二）二三〇四—六八五八
郵撥／一九三四—四七二四時報文化出版公司
信箱／一〇八九九臺北華江橋郵局第九九信箱
時報悅讀網——www.readingtimes.com.tw
法律顧問——理律法律事務所　陳長文律師、李念祖律師
印　刷——勁達印刷有限公司
初版一刷——二〇二三年六月十六日
定　價——新台幣三八〇元

時報文化出版公司成立於一九七五年，並於一九九九年股票上櫃公開發行，於二〇〇八年脫離中時集團非屬旺中，以「尊重智慧與創意的文化事業」為信念。

肌力就是你的療癒力：十四堂帶你走出傷痛、修復自我的居家健身課
／蘿拉・庫達莉（Laura Khoudari）著；戴榕儀譯
--- 初版 --- 臺北市：時報文化出版企業股份有限公司，2023.06
面；14.8×21 公分 . ---（身體文化 180）
譯自：Lifting Heavy Things: Healing Trauma One Rep at a Time
ISBN 978-626-353-925-9（平裝）
1.CST：舉重　2.CST：運動訓練　3.CST：運動健康
411.71　112008155

ISBN 978-626-353-925-9　Printed in Taiwan